SIMON &
SCHUSTER

LIBROS EN
ESPAÑOL

Otros libros por Maritza Barton

¡Cúrese naturalmente!
Cocine saludablemente
Gotitas de amor para mis hijos

Cure a su niño
Naturalmente

Maritza Barton

S&S LIBROS EN ESPAÑOL   Simon & Schuster

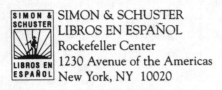 SIMON & SCHUSTER
LIBROS EN ESPAÑOL
Rockefeller Center
1230 Avenue of the Americas
New York, NY 10020

Copyright © 1998 por Maritza Barton

Todos los derechos están reservados, incluyendo el derecho de reproducción en todo o en parte en cualquier forma.

SIMON & SCHUSTER LIBROS EN ESPAÑOL y su colofón son marcas registradas de Simon & Schuster Inc.

Diseñado por Patrice Sheridan
Producido por K&N Bookworks Inc.

Hecho en los Estados Unidos de América

10 9 8 7 6 5 4 3 2 1

Datos de catalogación de la Biblioteca del Congreso, puede solicitarse información.

ISBN: 0-684-85465-1

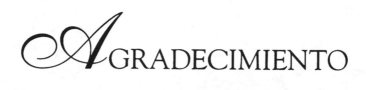

AGRADECIMIENTO

A todos aquellos que en cada una de mis humildes obras me inspiran y cooperan para que sean una realidad: Dany, Quille, Brent, Jemie, Juanita; mi grandes amigas Laura Dail, Rebecca Cabaza, Cata Ibrajimovic, Cristina Vieira y Ramiro.

Gracias

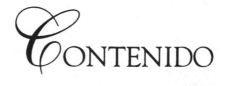

CONTENIDO

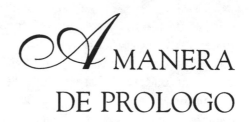 A MANERA DE PROLOGO

Cuando nace un ser humano, que denominamos bebé, significa que llega una criatura que carece de todo lo que hay en el mundo. Depende totalmente de los padres, es indefenso, débil e inútil. Sus sentidos apenas si empezarán a actuar y a desarrollarse lentamente. Antes no sabía ni siquiera respirar. De inmediato, cuando se apresta a hacerlo, tiene que llorar... casi gritar, para adquirir para sus incipientes pulmones su primera propiedad: una bocanada de aire. ¡Ni siquiera ésa tenía!

Ahora, tiene que esforzarse para todo. De repente está enfrentado a un medio hostil, lleno de enemigos: calor o frío, humedad, polvo, virus bacterias y hongos, luz y ruidos, seres gigantes que emiten extraños sonidos y en esa cadena, cualquier cantidad ilimitada de agresiones que lo hacen reaccionar con el único lenguaje que acaba de aprender y que lo acompañará durante una larga etapa de su vida: el llanto.

Sus mecanismos de defensa son otro lenguaje que los padres no conocen como tal, pero que se manifiestan con irritaciones de la piel, órgano que también empieza a manifestarse, para avisar que algo pasa internamente. En suma se manifiesta también con una serie de signos y síntomas que hacen parte de su expresión corporal, tanto interna como externa, y cuya forma más general consiste en pequeños pataleos y manoteos, aparentemente desacompasados. La observación de estas señales, aunque en mucho o en parte y por ley de la naturaleza, la madre conoce, hay otros que no llegan a la percepción de ella.

Para ello, están los especialistas, quienes aprenden por medio de investigaciones, largos estudios y las experiencias de madres que todo lo aprendieron y todo lo enseñaron cuando ellos no existían todavía.

Antes de nacer, el bebé la pasaba muy bien, vivía muellemente, moviéndose placenteramente en su medio líquido (el amniótico) suave, reconfortante, a la temperatura ideal, y en los desplazamientos de la madre, no permitía que se fatigara, por su efecto amortiguador. Y aunque no parezca, la criatura tenía contacto exterior y disfrutaba de la música, de las alegrías de la madre, de reflejos agradables de luces suaves y los ritmos cadenciosos. Claro, que también padecía, si en el exterior había gritos, ruidos infernales, ambientes pesados, ingestiones indebidas y en general aquellos ambientes tristes y desoladores de madres atormentadas o apáticas o simplemente... víctimas.

De todas formas, en él se estaba gestando y cumpliendo un designio superior que desde ahí, tendrá que obedecer inexorablemente en cada instante de su vida.

De esos seres humanos recién llegados, que llamaremos por siempre *bebés*, es de los que hablaremos a lo largo de nuestra sencilla disertación. Enfocaremos la vida de relación del bebé con el mundo exterior y como esta materia daría no sólo para muchos enfoques, sino para muchas bibliotecas, nos limitaremos al tema de la curación natural dándole el título de *Cure a su niño naturalmente*.

Cure a su niño
Naturalmente

Introducción

Los niños son un verdadero regalo de Dios. Demostrarles cariño y amor con tus palabras y actos como son un abrazo, un beso, una caricia es parte de la prueba de ese amor. Muchas veces los padres por el exceso de trabajo o de responsabilidades, descuidan algo tan importante y valioso de la formación de ese ser. El cuidado no consiste en sólo darle bienes materiales o todo lo que pida. Se trata de poner atención a su pequeño por un gran mundo poblado de fantasías, risas, lágrimas, descubrimientos, aprendizaje, etc.

Los niños son seres muy indefensos. De los seres vivos de la creación, los que más cuidado requieren. Dependen cien por ciento de nosotros los adultos. Es por lo que *Cure a su niño naturalmente* llevará una orientación clara y simple para madres y padres que aman a sus hijos y quieren lo mejor para ellos.

Hola mamá, hola papá. Si pudiera hablar el recién nacido cuando llega al mundo posiblemente diría eso. Aunque a veces creemos que la capacidad de sentir no está desarrollada en ellos, sin embargo los cinco sentidos le proporcionan una valiosa información.

En la mayoría de los hospitales tienen horario de visita para los familiares y amigos que acuden a ver al recién nacido, lo cual no es muy conveniente ni para el niño ni para la madre: demasiada gente a la vez.

Debemos recordar que el bebé es un ser indefenso que debemos proteger de toda agresión exterior, teniendo en cuenta que esa adaptación a este mundo nuevo es lenta, y en su indefensa puede sentirse agredido. Las visitas deben ser cortas y no molestarlo si está tranquilo o duerme. Si está en su cuna quieto y relajado, hay que evitar levantarlo de ella y mucho menos pasarlo de brazo en brazo. Si alguno de los visitantes estuviera con catarros incubando algún proceso infeccioso, es recomendable no acercarse al bebé.

$\mathscr{L}$os cinco sentidos naturales del niño saludable

Un recién nacido saludable posee la capacidad de los sentidos mucho más sensible de lo que a veces un adulto cree; éstos le van a dar una valiosa información. Los cinco sentidos son:

- El tacto
- La vista
- El oído
- El olfato
- El gusto

El tacto: Es el sentido más inmediato y de vital importancia. Para un bebé, el tacto significa el lenguaje mudo por el cual va a aprender a entender lo que es una caricia, el cuidado y el afecto. Esa infinita sensibilidad de un bebé percibe si la madre está nerviosa, alterada o relajada y feliz. Es importante cómo se sienta la madre, ya que esto dará confianza y seguridad al bebé.

La vista: Es otro de los sentidos que se empieza a aclarar después de unos días, y a los niños les molesta las

Limpieza de las fosas nasales

Las manos expertas del médico, partero o enfermera habilitada para estos casos van a extraer las mucosidades que podrían dificultar la respiración y comprobar la permeabilidad de las vías aéreas, para que en esta forma se facilite la correcta respiración del bebé, ya que esto es vital. Una vez se haya verificado y constatado la vitalidad del bebé, se limpia y se seca cuidadosamente la superficie del cuerpo. Ya casi está listo para la colocación de sus primeros pañales y su primera ropa y abrigo.

Peso corporal y medida de la talla

La medida de la talla se toma desde la cabeza hasta los pies. El peso corporal es un dato útil para evaluar el estado de salud del recién nacido. Por otro lado, permite ver al especialista si concuerda con el arge estacional; esto puede constituir un punto de referencia fiable para el desarrollo corporal del bebé en el futuro.

Cuidado de los ojos

La aplicación de un colirio con antibiótico ayudará a prevenir el desarrollo de gérmenes infecciosos que pudieran haber contaminado durante el parto. Muchas veces las madres ignoran que pueden estar padeciendo algún tipo de infecciones genitales y transmitirlas a su hijos, sin querer.

Identificación del bebé

En centros hospitalarios, para que no haya confusión sobre la identidad del bebé se le coloca una pulsera con sus datos. Además de esto, se toma la impresión de las huellas digitales y plantares junto con la huella digital de la madre. Esto es un documento bien específico de cada persona que no se modifica con el tiempo ni con las circunstancias. Vale decir que esta identificación es la mejor prueba de la identidad de su hijo.

Visitas básicas al médico

Su médico determinará por cuánto tiempo debe llevar al niño a la consulta, dependiendo de su estado de salud. También va a evaluar su desarrollo y si éste no tiene mayores dificultades en su crecimiento normal. Si el niño en cambio sufre alguna dolencia o problemas genéticos, es importante y primordial intensificar las visitas al médico en la forma que él lo indique.

Los aspectos fundamentales que abarcan este chequeo son:

- Chequeo torácico
- Auscultación del corazón
- Exploración de la columna vertebral, caderas, piernas y pies
- Examen de oídos (externo/interno)
- Medición del peso. Límite normal de acuerdo con su edad y estatura.

Cuando el niño tenga ya más de 3 años, el médico va a comenzar con ciertos exámenes como la presión arterial, los reflejos, etc. Si el médico recomienda análisis de sangre, dependiendo de la edad, pueden hacerse con una pequeña punción en el talón recogiéndose tan sólo unas gotas de sangre que es suficiente para el análisis. El análisis de orina es importante ya que se puede controlar la acetona, que se encuentra en pequeñas cantidades en el organismo. Otro de los análisis importantes en los niños es la detección de los parásitos intestinales. Los más comunes son los oxiuros que ponen huevitos alrededor del ano causando mucha molestia como picazón. Hay otros tipos de parásitos que pueden dar lugar a síntomas digestivos como diarrea, vómitos, dolores abdominales, anemia con déficits nutricionales. Es importante recoger las heces fecales y llevarlas de muestra para comprobar qué tipo de parásitos padece. En el caso de diagnosticarse parásitos, es conveniente mantener muchísima limpieza de toda la ropa del bebé, lavándola con agua caliente, jabón y un chorrito de cloro para evitar la infección.

Consultas con los especialistas

El dentista: Va a estar encargado de supervisar el proceso de dentición del niño y enseñar la importancia que tiene la higiene dental para prevenir infecciones dentales comunes como son las caries. Es importante la participación de los padres para que el niño no tenga temor a ir al dentista haciéndole cuentos agradables en el momento que tenga que ir a esa consulta.

El otorrinolaringólogo: Es el especialista de nariz, oído y garganta. En muchas ocasiones, el pediatra puede recurrir a este especialista porque sospecha de una anomalía en la audición. El especialista hará una prueba con un simple aparato que emite vibraciones que el niño puede percibir del sonido que llega por el aire como el de los huesos si se apoya la base del aparato sobre el cráneo.

El oftalmólogo: Es especialista de los ojos y trastornos o enfermedades de la vista. En los casos de los niños con estrabismo o desviación de los ojos, o defectos en la visión, sea lejana o cercana, el especialista recurrirá a la exploración de fondo de ojos, lo cual permite el estudio de las estructuras internas. Si usted nota que su niño no ve bien, que se aproxima demasiado a un libro, trate de evitar esa anormalidad, y si observa persistencia, es porque hay un defecto en su visión lo que la lleva a consultarlo inmediatamente.

¿Los niños se bañan al nacer?

No sólo es innecesario, no es recomendable. Bañar a un recién nacido ayudaría a eliminar el manto graso que protege la piel. El bebé se encuentra rodeado del líquido amniótico estando dentro del útero. Cuando sale mojado a un ambiente hostil y generalmente frío, el manto graso lo protege. Bastará con limpiarle la cara de secreciones de sangre durante el proceso del parto y entregárselo a la madre, para que él sienta el amor y el calor de la madre. El manto graso irá desapareciendo en unos pocos días.

¿Se recomienda dar agua al recién nacido?

El recién nacido que es amamantado en realidad tiene suficiente alimento con la leche materna, y ésta le proporciona todos los elementos necesarios para su correcto desarrollo, incluyendo el agua, sobre todo en el primer mes. Si el tiempo es muy caluroso, se le puede ofrecer agua entre cada una de sus tomas. Si el niño no aumenta de peso y sus deposiciones son escasas, es posible que no esté bien alimentado. En ese caso quizás necesite agua y más cantidad de leche. Si el bebé toma fórmulas y la temperatura es caliente o tiene fiebre, es importante darle agua y consultar con su médico.

Los primeros minutos en este mundo

Los primeros minutos de vida de un bebé deben ser objeto de especial atención y cuidado, porque ante cualquier problema se podría enfrentar a consecuencias serias, graves e irreparables si no se toma una decisión correcta y rápida. Los centros médicos hoy están equipados en la mayor parte para actuar rápidamente y resolver con eficiencia cualquier inconveniente.

El especialista neonatólogo, que normalmente es el que chequea al recién nacido, está especializado para llevar a cabo las valorizaciones necesarias de reconocimiento de la salud del niño. Cuando se comprueba que todo está marchando bien, continúan los cuidados normales.

El cordón umbilical

Es importantísimo que después del parto se registren las características del muñón. Se verifica el estado de la ligadura, que el médico coloque antes de cortarlo, esterilizando bien para prevenir infecciones, y generalmente se cubre la zona con una gasa estéril para protegerlo.

Tabla de Apgar

La tabla o test de Apgar tiene en cuenta cinco paráme-
tros físicos:

- Color de la piel
- La frecuencia cardíaca
- Los reflejos
- La tonicidad muscular
- La respiración

Esta tabla va del 0 al 2, y la suma de todos los puntos
se valoran en una escala del 0 al 10. De ahí ésta será una
pauta para determinar si todo se desarrolla bien.

- Del 7 al 10: El bebé está en perfectas condiciones.
- Del 3 al 6: Es posible que necesite oxígeno y esté
  bajo control.
- Del 1 al 2: Son urgentes de inmediato, las técnicas
  de reanimación.

Tabla de Apgar

SIGNO/ASPECTO O COLOR	
Pálido o azul	0
Cuerpo rosado, extremidades azules	1
Cuerpo rosado	2

PULSO	
No detectable	0
Menos de 100	1
Más de 100	2

IRRITABILIDAD O REFLEJOS	
Ninguna reacción	0
Una mueca	1
Grito fuerte	2

ACTIVIDAD/TONICIDAD MUSCULAR	
Débil o flácido	0
Algún movimiento de extremidades	1
Mucha actividad	2

RESPIRACION	
Ausente	0
Lenta y regular	1
Buena con llanto	2

Cuándo visitar al médico por primera vez

Por regla general, después de las 3 o 4 semanas de la fecha de nacimiento, es preciso para comprobar si el bebé ha superado esa primera etapa. Hay algunos consejos eficaces tales como, antes de ir al médico tomar nota de todas las preguntas, y aunque parezcan insignificantes, hacérselas con calma al pediatra. No dude en preguntar de nuevo, cuando no entienda algo. Si le cuesta recordar las cosas, anótelas. Esto va a prevenir y a ayudar al médico a detectar también cualquier anomalía y a usted como madre o padre a entender mejor cómo sigue el desarrollo de su bebé. Como es natural, el médico va a hacer un exhaustivo examen, desde la cabeza hasta los pies. Comenzando desde la cabeza, son importantes los primeros controles del bebé, especialmente las zonas de cráneo. Luego el examen de la boca, la garganta y el cuello para determinar el estado de los ganglios. Luego el examen de abdomen, el peso, pies y mano, ojos y nariz.

Es común que haya algunas alteraciones en el primer período del bebé. Si usted nota síntomas como:

- Fiebre
- Vómitos

- Intenso llanto (más de lo normal)
- Convulsiones
- No quiere comer (inapetencia)
- Diarreas
- Cambio de color en la piel
- Somnolencia
- Signos de deshidratación como boca seca, ojos hundidos, poca orina o inquietud.

Uno o más de estos síntomas pueden estar manifestando alguna alteración de la salud. Si esto no pasa en el término de 6 a 8 horas, hay que consultar al médico.

Una de las mayores aspiraciones de la medicina preventiva consiste en un ambiente hospitalario surtido de personal y medios suficientes para afrontar cualquier problema. Aunque la gran mayoría de los niños nacen sanos y sin complicaciones, aun así hay que tener en cuenta que pueden presentarse situaciones difíciles. Es ahí, en ese momento, donde la eficacia y el ambiente hospitalario debe estar dotado de los últimos adelantos para prevenir algo que pudiera ser de otra manera irreparable. Cuando está todo bajo control, esto ofrece seguridad, no sólo para el recién nacido sino también para la madre.

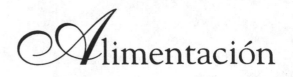

Alimentación

La alimentación de un bebé significa una responsabilidad de parte de los padres y generalmente crea cierta inquietud y preocupación. Esta generalmente es el resultado de la falta de información por parte de los pediatras o porque a veces la familia con la mejor intención les dan demasiados consejos y esto ocasiona que en muchas oportunidades los padres estén dudando sobre lo que tienen que hacer.

Sí es bien importante la información que le dé el pediatra. El niño es el más preparado para señalarle los tiempos en los que debe comer, aunque en términos generales un niño recién nacido puede solicitar alimento cada 2 o 3 horas, tanto de día como de noche.

Si es la madre quien lo alimenta, es posible que esto ayude al niño a tener menos problemas de gases, algo muy común en el recién nacido. La madre tiene que tener presente que el niño recién nacido va a absorber menos cantidad de leche, pues no está todavía lo suficientemente bien adiestrado y su fuerza de succión es muy débil. Esta es la causa por la cual el niño se va a demorar mucho tiempo pegado al pecho de la madre. Cada 10 minutos o menos de succión, se le debe de erguir y darle unas palmadas suaves en la espalda, apoyándolo en forma recta y acomodando su cabecita sobre el hombro. Esto va a permitir que el aire que absorbió, pueda despedirlo en forma de eructos, y a su vez va a permitir que el niño tenga menos contracciones abdominales y que llore menos por dolor de barriga. Si esto no es suficiente se le puede dar un té de manzanilla muy suave con unas semillas de anís estrellado que se le podrá dar con un gotero o una cucharita en gotitas de 3 a 4 veces al día.

Hay que tener en cuenta el aumento de peso y de talla. Si crece en estatura y aumenta de peso quiere decir que la cantidad de alimento que absorbe es el adecuado.

Los médicos recomiendan que un niño está listo para comer papillas o puré entre los 4 a 6 meses de edad; esto también es bastante particular en cada niño. En casos regulares después del tercer mes el niño esparcirá sus horas de alimento y se harán cada día más largas entre comida y comida, y el sueño nocturno igualmente se irá prolongando cada vez más, de manera que los padres puedan dormir unas horas más. En la medida que el bebé crece, todo ese período es de gran estrés y preocupación para una madre, pues no descansa ni de día y menos lo puede hacer adecuadamente en la noche. Esto crea mucha ansiedad ya que el descanso es muy importante, pudiendo ella alternar durante el día unas horas de descanso conjuntamente con el bebé, para reponer la falta de sueño de la noche.

Después de este período, que es el más difícil para los padres, comienza una etapa en donde el bebé va durmiendo cada vez más de noche. Cuando esto comience a suceder no se preocupe, deje que duerma cuantas horas quiera de noche, aunque se duerma bien temprano y se despierte tarde. Esto no afecta su salud y muy por el contrario ayuda al desarrollo de un niño saludable.

Lo más importante es que pasados los 6 meses haga sus comidas adecuadas y abundantes.

El niño caprichoso

Hay niños que se muestran renuentes a comer, y las madres normalmente se desesperan. Si es un bebé y le observa algún síntoma como náuseas, diarrea o fiebre, consulte con su médico.

Hay veces que los niños tienen menos apetito y dan la apariencia de un niño caprichoso o malcriado, y muchas veces no es así. Observe si las heces fecales son como de costumbre en su consistencia.

No podemos sobrestimar la capacidad de un niño. Aún siendo pequeños, ellos tienen una psicología innata por la que saben controlar a sus padres con el llanto, y usted notará la diferencia de ese llanto cuando es de dolor o es de capricho.

Si el niño se niega a comer, no insista. Espere un rato y ofrézcale de nuevo los alimentos $1/2$ hora o 15 minutos después. Si el niño continúa sin comer esto puede desorientar a sus padres y crear en la madre una angustia muy grande. Recuerde algo: NINGUN NIÑO QUE ESTE BIEN CUIDADO SE MUERE DE HAMBRE.

Cuando el niño ha pasado al tercero o cuarto año y sigue siendo difícil para alimentarlo, es preferible darle de comer pequeñas porciones varias veces al día. Esto puede dar muy buen resultado, pues en estas pequeñas porciones

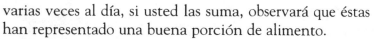

varias veces al día, si usted las suma, observará que éstas han representado una buena porción de alimento.

Muchas veces el niño se resiste a comer porque no hay variedad en los alimentos o no son lo suficientemente atractivos o no tienen buen sabor. Busque la variedad en los alimentos para que así usted pueda percibir mejor cuáles son sus gustos referentes a los alimentos. La comida debe ser variada y balanceada, y esto consiste en combinar las frutas, los vegetales y las carnes, además de su leche.

Si el niño sigue siendo caprichoso en la comida, trate de mejorársela un poco, de tal forma que las porciones no sean grandes; más bien servírselas pequeñas en un plato grande. Esto dará la impresión de ser muy poca comida y ayudará para que ese efecto visual produzca en el niño el deseo de comerlas creyendo que está comiendo poco.

Algunos especialistas aconsejan darle a los niños sus cuatro comidas: desayuno, almuerzo, merienda y cena. Si su niño es de buen comer es lo más recomendado, pero esto no se refiere a los niños difíciles.

Si usted va a darle bocadillos a su niño, lea y estudie para que sepa que le está dando una alimentación balanceada y adecuada para su edad y su buen desarrollo físico.

Recuerde que un niño tiene un estómago pequeño. No compare los alimentos que usted ingiere con los de él. Muchas veces los padres pretenden que un niño de 2, 3 o 4 años consuma la misma cantidad de alimentos que se sirven ellos.

Muchos médicos recomiendan limitar las bebidas con las comidas, sin embargo otros proponen que la leche y los jugos nunca deben de faltar. Considerando estos dos puntos de vista, un término medio es lo más adecuado.

No se recomienda ninguna bebida gaseosa como buena alimentación entre las comidas o durante ellas, porque éstas inflan el estómago por el gas que contienen y pueden llegar a crear espasmos estomacales confundiendo a los padres. Limitar las bebidas gaseosas, es lo más inteligente. En cambio los jugos naturales, preparados en la casa, son muy recomendados para los niños.

Si usted le ha dado una mamadera de leche a su niño, no trate de darle una de jugo de naranja inmediatamente. Se le puede dar espaciado aproximadamente una hora después de haber ingerido la leche, para que no produzca malestares estomacales.

Si su niño es hiperactivo, tenga en cuenta que los bocaditos pueden ser las galletas de pan integral, pedacitos de queso o de frutas, pues éstos se encargarán de gastar las calorías y la energía que los mismos le dan.

Si el niño se ha pasado picoteando durante el día, recuerde que usted no puede pretender que en el almuerzo o la cena coma platos abundantes. Tampoco es recomendable que un niño pase muchas horas sin comer.

Un niño a los 8, 9 ó 10 meses ya sabe sostener una cuchara para alimentarse por sí mismo. Si su hijo a esa edad aprendió a utilizar ese artefacto para su alimentación, no se preocupe por el embarre que está haciendo. Es normal, es una experiencia saludable para él y le va a dar mucha satisfacción. Ayúdelo simplemente a recoger lo que se cae fuera del plato y enséñelo a manejar mejor estos elementos que han de permitir en el futuro que se alimente por sí mismo, comiendo exactamente la cantidad que él desea y necesita.

Si él limpia el plato y además está dentro del peso normal y le exige más comida, ofrécele, no lo deje con hambre, ni lo fuerce. Forzar a un niño a comer es como si a usted lo obligaran a comer estando satisfecho y sin apetito. Esto crea un resentimiento en él hacia la comida. Recuerde que el apetito está gobernado por un centro que lo regula en el cerebro. Esa decisión debe ser del niño, aunque a usted le parezca lo contrario.

$\mathcal{U}$n ambiente agradable

El desayuno, el almuerzo o la cena debe desarrollarse en un ambiente agradable, en un lugar limpio y ordenado, con una comida fresca. Es importante que el niño note la limpieza, el orden y la disciplina que hay alrededor de él. Comente con los que le rodean e inclusive con su niño cuentos positivos, alegres, entretenidos. No traiga quejas, ni protestas ni discusiones a la hora de comer. Si hay algún programa educativo de juegos o entretenido en la televisión que le pueda servir de sano entretenimiento, póngalo para que él sienta el placer de la comida con los juegos. Esto puede convertir en un momento muy agradable la hora de comer.

Es importante que cuando coman todos juntos se haga de forma natural, y si el niño terminó de comer y quiere levantarse de la mesa, déjelo, no pretenda que un niño de 2 ó 3 años participe de reuniones familiares donde proliferan los adultos. Seguramente después de terminar de comer, querrá hacer cosas que usted no va a hacer, ni los acompañantes tampoco; por lo tanto no haga comentarios de regaños sobre si se debe quedar en la mesa o no. Tampoco es aconsejable que regañe al niño delante de

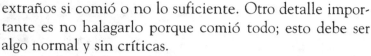

extraños si comió o no lo suficiente. Otro detalle importante es no halagarlo porque comió todo; esto debe ser algo normal y sin críticas.

Ante la presencia de un niño caprichoso, los padres suelen hacerse estas preguntas:

- ¿Debo preparar comidas especiales que él me pida?
- ¿Debo darle opciones de un menú para que coma mejor?
- ¿Aunque esa comida no sea balanceada, debo suministrársela, en contra de mi criterio?

Teniendo en cuenta lo anterior usted podrá preguntarle qué es lo que quiere comer, dentro de los platos que usted va a preparar para el resto de la familia; pero lo más importante es que sea balanceada como por ejemplo un plato de sopa, una ensalada cruda, vegetales hervidos, alguna carne y algún postre, como fruta.

Siempre y cuando que su niño no sea alérgico a alguno de los alimentos que usted le ofrece, sírvalos de forma natural y no lo obligue a que los coma; espere que él tome la iniciativa de hacerlo; no haga un drama si él rehusa a tomar alguno de los alimentos, aunque consuma otros.

Alergias: cómo tratarlas

Entre 1 y 5 por ciento de los niños y una mayor cantidad de los adultos padecen de pequeñas o de severas alergias, que muchas veces son temporarias pero otras veces por períodos más prolongados. Si usted nota algún tipo de reacción después de consumir cualquier alimento, puede ser que esto lo esté provocando. Suspéndalo por unos días y vuelva a repetir la ingestión de ese alimento, para ver si los síntomas vuelven a ser iguales. Cuando se trata de niños pequeños, ante una reacción, normalmente el médico va a decidir si lo evita por un tiempo mucho más largo.

$\mathscr{C}$ómo reconocer una reacción alérgica

Para aquellos que tienen este tipo de síntomas con frecuencia, es importante atacarlo en las primeras etapas y consultar algún especialista en alergia. Los puntos que vamos a tocar son de vital importancia, especialmente en niños pequeños, ya que los primeros signos podemos llegar a prevenirlos. Ellos se manifiestan:

• Cuando hay picazón en los labios o en la lengua, se manifiesta inicialmente con una reacción fuerte y suele suceder entre 10 y 20 minutos después.
• Cuando hay urticaria e hinchazón, especialmente en los labios y la cara.
• Cuando hay dificultad para respirar ya sea porque se le tupe la nariz o la garganta con síntomas asmáticos, diarrea y calambres, mareos, náuseas o vómitos. En estos casos seguramente su médico le va a prescribir un antihistamínico para que usted tenga a mano cuando una reacción de éstas se presenta.

Hay vacunas contra las alergias y hay pruebas que pueden identificar el agente que provoca estos síntomas. Es importante que si el niño tiene más de 2 años hay que hacerle conocer lo que le ocasiona esa reacción para que él esté alerta ante cualquiera de estos síntomas, con el fin de que evite este tipo de alimentos. Para que él entienda esto, muéstrele el alimento que está provocando esa reacción, si es un helado, si la leche, si es el germen de trigo u otro producto. Muéstreselo, que él lo toque y lo palpe y aprenda a reconocerlo. Estimule a su hijo a que aprenda a decirle no a algo que daña su salud. También es bueno que cuando él rechace este tipo de alimentos se le refuerce con una frase de aprobación, diciéndole: "muy bien, te felicito, así debe ser". Estos son pequeños estímulos que el niño va a saber apreciar.

Usted puede conseguir antihistamínicos sin recetas, como el **Benadryl** o una crema para aplicar en caso de reacción de urticaria, como el **Caladryl**. Estos se obtienen en las farmacias y no necesitan prescripción médica. Sin embargo, cuando las reacciones son severas es recomendable tener un botiquín con los productos que el médico le receta y se le aplica inmediatamente.

Algunos niños pueden tener alergia a ciertos alimentos que provocan náuseas, vómitos o diarrea, pero también puede ser debido a algún virus que se encuentra en los alimentos, así como también debido a la falta de higiene. Esto es bastante frecuente en los niños por la simple razón que ellos lo tocan todo y después de que se cae al suelo el tetero o un juguete, se lo llevan a la boca, contaminándose fácilmente.

Cómo evitar
este tipo de problemas

Hay soluciones caseras al alcance de su mano. Por ejemplo, cuando el niño tenga diarrea, se fríen cuatro cucharadas de arroz en un poquito de aceite en una sartén hasta que esté doradito y hervirlo luego en dos tasas de agua, dándole esta agua durante el día. Si esto no ha resuelto el problema y la diarrea es persistente y unida a los vómitos, no espere a que su niño se deshidrate. Vaya al médico pero mientras tanto, debe darle agua previamente hervida o destilada, con unas pizcas de sal y de azúcar, repitiéndolo cuantas veces lo necesite.

Si es el resultado de un virus común, puede hervir 2 dientes de ajo en 2 tazas de agua, agregándole unas pizquitas de sal y de azúcar, dándole esto constantemente y si es un bebé, en cucharaditas. Si ya tiene más de 6 meses, puede mezclárselo con su alimento varias veces al día hasta que usted note que ha mejorado. Si esta medida simple no resulta, debe consultar con su médico.

Muchas veces los niños son alérgicos a la lactosa, lo que puede traerle muchas molestias. Nuevamente, puede estar padeciendo de dolores estomacales, gases, diarrea o vómito. Suspenda la leche por un día o dos y cámbiela por leche de soya. Es importante que la mamá sea consciente de la responsabilidad de la alimentación de un bebé, pues de esto depende un desarrollo saludable y fuerte.

Un equipo básico para la comida de un bebé

Los primeros utensilios preferentemente deben ser de plástico, resultan ser los más prácticos, e impide que se rompan con facilidad. Estos deben incluir:

• Un plato hondo, uno plano, una tacita, tenedores y cuchara.
• Una silla en la que se pueda regular la altura y el asiento, preferentemente con apoyo para los pies, respaldo alto, mesa adelante, correa de seguridad con hebillas de apertura rápida. El bebé puede comenzar a sentarse a partir de los 6 meses, durante los cuales será el principio de sus alimentos sólidos.
• Otros elementos útiles son: un babero, un pisapuré, un exprimidor y un rallador.

$\mathcal{M}$enús

Desayuno, almuerzo, merienda
y cena

Es importante que un niño tenga orden en las horas de alimentación. Si el desayuno fuera a las siete, a las ocho o a las nueve de la mañana, lo ideal sería que al día siguiente, tratara de ajustársele el mismo horario. Al igual el almuerzo, la merienda y la cena.

Después de la leche materna, la alimentación debe adaptarse a otros elementos nutricionales. El biberón va a reemplazar a la leche materna, y lo más aconsejable son las fórmulas en polvo, por ser las más prácticas, o directamente la leche de vaca. En el proceso de la sustitución de los alimentos, éstos van a ser paulatinamente adaptados al bebé en pequeñas cantidades, para que no los rechace. No hay fórmulas mágicas, ni tampoco estrictas en este orden, ya que éstas se adaptan en la mayoría de las ocasiones al temperamento y necesidades del bebé.

A partir del tercer mes se pueden ir agregando distintos jugos de frutas y verdura, como por ejemplo, 2 o 3 cucharaditas de jugo de naranja, de toronja, de cerezas, de piña. Estas 2 o 3 cucharaditas que se irán aumentando paulatinamente; permiten al bebé probar diferentes sabores en su alimentación y a su vez aportarle las vita-

36

minas y minerales necesarios para su buen desarrollo. Preferentemente estos jugos deben hacerse en la casa. Uno de los jugos más recomendables es el de zanahoria y naranja, pues éstos van a ayudarle a tener suficientes dosis de las vitaminas A y C, para una buena piel y una buena visión, previniendo igualmente las afecciones ocasionadas por catarros comunes.

Después del cuarto mes, al reemplazarse el pecho materno, en el almuerzo se le podría incluir algún tipo de cereal, como por ejemplo, la avena molida. En la cena se puede volver a incluir una papilla suave que puede estar preparada con papa, calabaza y zanahoria, además complementada con algunas frutas como manzana rayada o puré de banana. Este período suele durar aproximadamente 2 meses.

Entre los 6 y 7 meses volvemos al desayuno en el que puede estar incluida la leche, un cereal y una fruta, y en el almuerzo se puede incluir un tipo de carne bien molida y un vegetal. La merienda debe ser un cereal y una fruta. Por la noche en la cena, una papilla y la leche. Las tomas de leche pueden ser más espaciadas a partir del sexto mes y pueden tomar entre 2 y 3 biberones diarios.

A partir de los 7 meses se repetirá la alimentación, con excepción que, en el almuerzo, se pueden agregar algunos lácteos tales como pedazos de queso o yogurt. La merienda estará compuesta por una papilla de cereal, yogurt y una fruta. En la cena se le puede ir agregando algo más de proteína como una yema de huevo, un pedacito de queso y un puré de vegetales y su mamadera.

Muchos pediatras son partidarios que el niño a partir de los 6 u 8 meses aprenda a manejar la cuchara solito. Al principio las mamás observarán un desperdicio muy grande de los alimentos, pero hay que tener presente que éste es el aprendizaje y que lleva tiempo y paciencia enseñar a un bebé. Practíquelo con su niño cuando le dé el puré de papas con calabaza, que es un poco más sólido, ayudándolo de esta manera a que aprenda a alimentarse, sin que haga mucho derrame alrededor de sus alimentos.

Cuando el niño tenga un poco más de edad y pueda consumir los cereales o vegetales enteros, como por ejemplo, zanahoria, o pedazos de pollo, no se asuste si lo toma con la mano, pues esto es normal que lo haga. Lo importante es que tenga sus manitos limpias de toda contaminación.

Comer saludablemente

El alimento debe tener todos los nutrientes que el cuerpo necesita y gasta para su buen desarrollo, pero lo ideal es que la alimentación sea completa, variada y equilibrada y que tenga la suficiente cantidad de distintos tipos de nutrientes básicos, es decir, proteínas, grasas, hidratos de carbono, vitaminas, minerales y agua. Para que ésta sea equilibrada, tendrían que tener una proporción que evite los excesos como por ejemplo, de sal, que si bien es necesaria para el organismo, su exagerado consumo puede ser perjudicial para la salud. Lo más conveniente es educar desde la infancia a que el gusto esté más desarrollado con los productos sin endulzar y sin salar. A limitar estos tipos de aditivos va a ayudar a que su niño aprenda a saborear los alimentos y a diferenciarlos mejor.

Hay requisitos básicos que se aprenden desde la infancia, y los padres deben entender que es su obligación. Cuando el niño es bebé, su comunicación va a ser a través del llanto, cuando él tiene sed o tiene hambre. Ya más grande podrá pedir y seleccionar lo que más le apetezca. Pero si a ese niño, en su primera infancia, se le enseñó a alimentarse adecuadamente, cuando usted le vaya a dar un trozo de zanahoria o de tomate, va a saber disfrutarlo, porque esos buenos hábitos se comienzan en edades tempranas.

Vamos a hablar ahora de los alimentos básicos y equilibrados para aprender a comer sabiamente.

Primero están los alimentos ricos en proteínas, que incluyen carnes, pescados, huevos y los derivados de la leche. Los cereales y tubérculos que son ricos en hidratos de carbono son los panes, las harinas, los cereales y las papas y batatas. Las verduras y hortalizas son ricos en vitaminas y minerales y son la fuente muy importante que los niños deben consumir desde muy temprana edad. Entre ellos están los tomates, las cebollas, las zanahorias, los ajos, las habas, el zapallo, los bróculi, los pimientos, las lechugas, el apio, el berro, etc.

Otros de los alimentos importantes son las frutas, que son valiosas por su contenido en vitaminas y minerales, como las naranjas, toronjas, kiwis, uvas, manzanas, bananas, piñas, cerezas, etc., y los derivados de la leche como son el requesón, el queso agrio, la mantequilla, los quesos duros y blandos, etc.

Otros suplementos necesarios tienen características muy especiales pero importantes para un buen desarrollo. Están las grasas, que se deben consumir con moderación y que vamos a encontrar en el aceite, la margarina y la crema de leche. Otro de los alimentos de los que no se debe abusar son los dulces, todo lo que aporte el azúcar: las mermeladas, el caramelo, el chocolate, la pastelería en general, las cuales aportan hidratos de carbono simples con excepción de la miel, que tiene su valor nutricional.

Otro de los alimentos o complementos alimenticios son las bebidas refrescantes. Lo ideal en este caso sería recurrir a los jugos naturales, que deben de ser preparados en la casa, además del líquido vital que es el agua. Las bebidas enlatadas o embotelladas contienen grandes cantidades de azúcar y en muchas ocasiones sustancias estimulantes no convenientes para los niños, como las colas, etc.

Es preferible hervir ciruelas, manzanas y frutas de la estación haciendo una compota para que tengan un refresco natural a base de jugos de frutas y luego utilizar éstas como purés, que pueden acompañar en los alimentos como postres.

$\mathcal{L}$as proteínas

Las proteínas, como son la carne de res, el hígado, los mariscos, el pescado, el pollo, el pavo y los huevos, aportan valiosas vitaminas, minerales y grasas aunque en una proporción variable no menos importante por su valor nutritivo. El cuerpo humano necesita imprescindiblemente de las proteínas, y éstas van a ser aportadas por los alimentos de origen vegetal o animal para poder formar los aminoácidos que se unen entre sí formando cadenas más o menos largas y variadas por las diferentes moléculas de proteínas.

Veinte tipos de aminoácidos son los que forman las diferentes moléculas, y son semejantes a y se combinan como las letras del alfabeto. Cerca del 80 por ciento del peso seco de las células humanas corresponden estos elementos, y éstas permiten el desarrollo del cuerpo y la regeneración de los tejidos.

Los aminoácidos esenciales son la fenilalanina, leucina, histidina, isoleucina, lisina, metionina, L-carnitina y triptófano; los no esenciales, arginina, ácido aspártico, ácido glutámico, tirosina, prolina, serina, L-prolina, L-serina, L-cisteína, L-glicina y L-alanina. A partir de estos aminoácidos el organismo puede llegar a formarlos también a través de otros alimentos, pero hay algunos que no pueden ser elaborados por sus propios medios y que deben ayudarlos o recibirlos de sus propios alimentos; éstos son los aminoácidos esenciales provenientes de origen animal, que contienen mayor cantidad y variedad que los de origen vegetal, como por ejemplo, aminoácidos que pueden ser esenciales con otros al mezclarse, como por ejemplo, un cereal con leche.

Toda la estructura muscular está dispuesta por fibras con un alto contenido de proteínas, y esto permite la contracción del músculo. Por esta razón, tanto el pescado como la carne son una buena fuente de estos nutrientes para un saludable desarrollo.

Los carbohidratos, en cambio, son nutrientes que tienen una función básica de energía, y un cuerpo humano saludable necesita entre un 50 y un 70 por ciento de carbohidratos para utilizar esa energía. Por ejemplo los hidratos de carbono simples, también llamados monosacáridos, que pueden recibirse a través de la fructosa o de la glucosa, están combinados por dos unidades denominadas disacáridos como la sacarosa, la lactosa o azúcar de la leche, o la maltosa. Hay también hidratos de carbono complejos o polisacáridos en las numerosas unidades de estas moléculas, como en el caso de los almidones que pueden estar presente en algunos vegetales como las papas. Los hidratos de carbono simples son aquellos que están presentes cuando se ingiere azúcar, cuando la absorción es mucho más rápida y también la acción de éstos. Sin embargo cuando nos alimentamos con hidrato de carbono complejo, el rendimiento es más lento pero es mejor.

$\mathcal{L}$as proteínas
y sus grasas

Las proteínas, como son las carnes de aves, pescado o res, son muy variadas en sus grasas, que pueden estar en un promedio de un 5 a un 25 por ciento, dependiendo del corte o del área de la carne. Es mucho más elevada la grasa en el cerdo, cordero o pato, mientras es menor en la carne de ternera desgrasada, pollo, pavo o pescado. Tenemos que recordar que las grasas están también distribuidas en las fibras musculares que no vemos a simple vista, por eso es importante quitarle a las carnes de res toda la grasa posible prefiriendo aquellos cortes que no la contienen aparentemente. Del mismo modo debemos hacer, con la piel del pollo, del pavo o del pato. Las grasas además de energía, son importantes por su alto contenido de vitaminas A, D, E y K, y a ésto se le da el nombre de liposoluble. Son necesarias en la preparación de productos como la repostería; por esa misma razón, tenemos que tener cuidado que el consumo no sea excesivo.

Aunque la grasa es un alimento energético, el organismo se encargará de utilizar los depósitos de tejido graso en el organismo, que será algo así, como la previsión para épocas de escasez. Tenemos que tener cuidado por lo tanto, pues van a ser los causantes de la obesidad, de los triglicéridos y del colesterol alto. Además de las carnes otras de las fuentes de grasas son los aceites, la manteca, la mantequilla, la margarina y la mayonesa. En general, no se deben consumir grandes cantidades, pues ya se sabe que el desarrollo de la arteriosclerosis es una alteración de las arterias con sus consecuencias graves para el corazón. No así las grasas vegetales, que contienen ácidos grasos poliinsaturados que no encierran el mismo peligro; por lo tanto, es preferible consumir grasa de origen vegetal entendiendo que el colesterol es una sustancia lipídica muy especial que puede ser útil y parte de las paredes celulares además de ser la base de diferentes hormonas y también un procesador de vitaminas. Como vemos, es necesario. No así un elevado índice de colesterol, porque pasa a ser un riesgo para adquirir otras enfermedades.

Vitaminas y minerales: fuentes de vida y salud

Tanto las vitaminas como los minerales se pueden obtener a través de los alimentos. Pero muchas veces una nutrición desbalanceada u otros desórdenes gastrointestinales pueden hacer que no sean absorbidos adecuadamente.

Las vitaminas y minerales aseguran un buen desarrollo y función reguladora que tienen infinidad de acciones tanto metabólicas como reparadoras. La falta de alguna de ellas puede ocasionar trastornos serios. Es por eso por lo que cada una participa en este proceso tan complejo de la salud. Es importante tenerlo presente y entender que hay veces que pensamos que consumimos una alimentación variada y completa, sin embargo, aunque así pensemos, podemos estar faltos o pobres de algunas vitaminas, creando desequilibrios orgánicos y debilitando nuestro sistema inmunológico, lo que trae como consecuencia la contracción de enfermedades comunes, como son catarros, diarreas, dermatitis, alergias y otros problemas más serios.

Las vitaminas se denominan por letra, como vitaminas A, D, E, B, C y K. Los minerales como el fósforo, hierro, zinc, manganeso, magnesio, boro, potasio, selenio e yodo participan en funciones vitales y armónicas juntamente con las vitaminas.

Vitamina A

La falta de vitamina A puede traer problemas en la piel, en las mucosas, en la visión y otros factores. Esta participa en el proceso de crecimiento y regeneración de los tejidos epiteliales. El exceso puede traer también molestias como náuseas, dolor de cabeza, etc.

Alimentos ricos en vitamina A: Podemos obtenerla de alimentos valiosos como son la leche, el hígado, la calabaza, la zanahoria, la mantequilla, la yema de huevo, los boniatos y hortalizas de hojas verdes y otros vegetales que son ricos en carotenos que son transformados en el intestino. También actúa como oxigenador de los tejidos, aumenta las defensas contra las infecciones, protege los bronquios y pulmones, ayuda al desarrollo de los niños, promueve dientes y encías sanas, evita una piel seca, es una gran aliada en casos de acné, psoriasis, granulomas, forúnculos, cabellos secos y opacos, pérdida de cabello, etc.

Vitamina D

Es la vitamina llamada también del sol. Promueve el nivel del calcio en la sangre, actúa en concierto con la paratiroides y la tiroides, evita el crecimiento lento en los niños, evita la osteoporosis, la debilidad muscular, la falta de energía, las caries, el envejecimiento prematuro, etc.

Fuentes de vitamina D: Se puede encontrar en el aceite de hígado de pescado, la yema de huevo, mantequilla, leche, semillas de girasol. Pero la fuente más valiosa de esta vitamina se obtiene a través de los rayos del sol. El organismo se encarga de transformarla, y es por esta razón por la que los niños deben tomar todos los días un poco de sol. Esta vitamina actúa conjuntamente con el calcio, el fósforo y otros minerales, y es de gran ayuda para el aparato digestivo, liberando el calcio en la sangre, igualmente que para una buena función de las glándulas tiroides y paratiroides. Es importante, pues actúa directamente sobre los huesos, mantiene los dientes sanos y evita el raquitismo.

Vitamina E

Es un antioxidante de los ácidos grasos en las membranas de la célula, mejora la circulación, las heridas, las quemaduras, las úlceras, las várices, la artritis, la función cardíaca, la hipoglicemia, almacenando el glucógeno en los músculos, previene el aborto, ayuda en los problemas menstruales, la infertilidad y la impotencia. Esta es una vitamina fundamental para evitar la flebitis y el asma.

Alimentos ricos en vitamina E: La encontraremos en los vegetales de hojas verdes, el germen de trigo, los granos crudos enteros, las nueces, etc.

Acido fólico

Actúa sobre procesos metabólicos y es imprescindible para la formación de los glóbulos rojos de la sangre, porque interviene en el mecanismo de la división celular. Si esta vitamina tan valiosa faltara en el niño durante su período de lactancia o previo al nacimiento, pudiera dar lugar a una forma particular de anemia.

Las pastillas anticonceptivas pueden llegar a anular la absorción del ácido fólico. Por eso es tan importante para las futuras mamás, suspenderla con bastante tiempo anterior a programar un futuro embarazo y comenzar a tomar ácido fólico para evitar un problema muy grave que se llama espina bífida. El ácido fólico contribuye a la formación de las células rojas y con la síntesis de ADN ayudando a una buena formación celular. También contribuye a evitar la depresión y la ansiedad. Ayuda al embrión y al feto a un buen desarrollo del sistema nervioso y es vital para una buena formación, combinada con la vitamina B_{12}. La falta de esta vitamina es evidente cuando muestra signos de una lengua enrojecida y también las molestas aftas bucales.

Alimentos ricos en ácido fólico: Podemos encontrarlo en buenas cantidades en la levadura, en el arroz integral, en el queso, en el pollo, en los dátiles, en las hojas verdes, en el cordero, en las lentejas, en el hígado, en la leche, en las naranjas, en los vegetales de raíces y en general en todos los cereales integrales.

Vitamina B$_1$

También llamada tiamina, previene la depresión y el beriberi, protege el corazón, los músculos y el cerebro, evita el estreñimiento, para la diabetes es una gran aliada, y es parte de una enzima que se encuentra en los glóbulos rojos, que previene las neuritis, etc. Su déficit provoca alteraciones neurológicas y cardiovasculares.

Alimentos ricos en vitamina B$_1$: Está presente en muchos alimentos, especialmente en los cereales integrales, en levaduras, en la carne de cerdo y de buey, en la leche, en las legumbres y en las hortalizas.

Vitamina B$_2$

También llamada riboflavina, previene el deterioro de la queratina de las uñas, ayuda al cabello, también evita las cataratas. La falta crea sensibilidad a la luz, inflamación de la lengua, llagas en la boca, labios resquebrajados, cabello opaco y grasoso, piel seca en la cara, piernas y manos, eccemas, comezón vaginal.

Interviene también en el fenómeno de la respiración y oxidación que se desarrolla a nivel intercelular actuando como una coenzima en numerosas reacciones oxidativas del metabolismo de las grasas, las proteínas y los hidratos de carbono.

Alimentos ricos en vitamina B$_2$: La encontramos en el riñón de res, en el hígado de res, leche y huevos (en la clara), queso, en las levaduras y los frutos secos, cereales o derivados integrales y las verduras.

Vitamina B$_6$

Llamada también piridoxina, esta vitamina es muy importante para metabolizar las proteínas y las grasas. También es una gran aliada de la digestión y actúa como bacterizida. Protege los nervios y el cerebro, ayuda a mejorar el acné y la dermatitis, y controla el colesterol, la diabetes y el corazón. Equilibra el sodio y el potasio y es un diurético natural. Esta vitamina junta con el magnesio da un buen resultado en la enfermedad de Parkinson, ayuda a la depresión, controla los cálculos renales, la inflamación del colon, el mal aliento, la anemia, la senilidad prematura. Su carencia puede provocar en los niños convulsiones y anemia.

Alimentos ricos en vitamina B$_6$: La vamos a encontrar en las carnes rojas, en el hígado, en el pescado, en las aves, en la leche, en las legumbres, en la soya, en las nueces, en las almendras, en las avellanas, en el pan integral, en las bananas.

Acido nicotínico

Llamado también niacina o niacinamide, ayuda a mejorar el sistema circulatorio, el nervioso, el muscular, el digestivo. Es un buen preventivo de las migrañas. La falta de esta vitamina puede provocar diarreas, insomnio, depresión, embotamiento mental. Dilata los vasos sanguíneos, aumentando el flujo de sangre a los vasos capilares periféricos. Se recomienda en caso de pobre circulación en las extremidades, diabetes, hipotiroidismo, esquizofrenia.

Vitamina B$_3$

Llamada también niacina. La falta de esta vitamina puede provocar úlceras gangrenosas, nerviosismo, diarrea, insomnio, falta de memoria, dolores de cabeza crónicos, neurastenia, depresión, embotamiento mental, enfermedades mentales.

Alimentos ricos en vitamina B$_3$: Se encuentra la levadura de cervezas, en el germen de trigo, en el arroz integral, en el salvado, en las nueces, en la girasol, en el maní, en las hortalizas, en el hígado de res.

Vitamina B$_{12}$

Llamada también cobalamina. Esta es la reina de las vitaminas y es esencial para la formación de los ácidos nucleicos que constituyen o forman el ADN que forma el núcleo de todas las células. Es importante para la formación de los glóbulos rojos y posee un destacado papel en la actividad del sistema nervioso. La flora microbial intestinal produce cierta cantidad. Previene la anemia siendo muy importante para niños, jóvenes y ancianos. Su falta es causa de anemias, especialmente la anemia perniciosa. La falta de apetito y crecimiento en los niños, el cansancio crónico, las úlceras, pérdida de energía mental, falta de concentración y decaimiento, son debidos a la falta de esta vitamina, y esto es bastante común en personas que siguen dietas vegetarianas estrictas. Estas personas son las que deben consumir esta vitamina en forma de píldoras.

Alimentos ricos en vitamina B$_{12}$: Puede encontrarse parte de ésta en la levadura de cerveza, en la leche, en los huevos, en el queso, en el hígado de res, en la semilla de girasol, en las almendras, en las uvas, en el germen de trigo, en el polen de abeja.

Vitamina C

También llamada ácido ascórbico, esta valiosa vitamina es el mejor agente para contrarrestar tóxicos y ataques virales, pues previene las infecciones, los resfríos, las diarreas, la alveolitis, las hemorragias, los vasos capilares débiles; actúa en las curaciones lentas de las heridas, mejora el estrés, la vejez prematura, la baja resistencia física; mantiene el colágeno firme, los dientes sanos, las encías, los huesos fuertes. Cumple diversas funciones metabólicas, interviene en la absorción del hierro a nivel intestinal y es protectora de la piel y las mucosas. Se encuentra fundamentalmente en las frutas y hortalizas pero siempre y cuando estos alimentos sean frescos y se consuman crudos o muy poco cocidos, ya que la vitamina C se pierde con facilidad por la acción del calor y la luz. Es un importante antioxidante.

Alimentos ricos en vitamina C: Las fuentes más comunes son la naranja, el pomelo, el limón, el kiwi, la piña, las hortalizas como pimientos, bróculi, col, coliflor, calabaza, acelgas, patatas, etc.

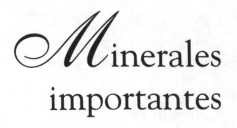

Minerales importantes

Los minerales cumplen una función admirable y maravillosa para un buen equilibrio de la salud y buen funcionamiento del organismo. Aunque éstos varían en su necesidad, una cantidad apreciable de ellos, son necesarios para un mejor resultado, sobre todo en la infancia, pues éste es el período más importante que el organismo se encuentra en su evolución, desarrollo y crecimiento. Todos sabemos que el calcio es muy importante para huesos y dientes sanos; otros desarrollan funciones químicas de enzimas u hormonas.

Tenemos que tener cuidado si lo tomamos en tabletas en forma masiva, pues podría traer consecuencias o trastornos a la salud. La mejor forma de incorporarlos al organismo es a través de tabletas de minerales múltiples que vienen en una forma más equilibrada o de forma natural como son las carnes, frutas y cereales.

Calcio

El 99 por ciento se halla en los huesos para formar el esqueleto y los dientes. Sin embargo el 1 por ciento de este calcio circula en nuestra sangre para otras funciones que ayudan a la contracción muscular, la coagulación y el sistema nervioso. La falta de este mineral puede traer serios trastornos como huesos débiles y una pobre dentadura. También puede ocasionar trastornos neurológicos, musculares (incluyendo convulsiones), cardíacos y cutáneos.

Alimentos ricos en calcio: Son los productos lácteos, las verduras frescas y de hojas, los pescados grasos cuyos huesos se comen tales como las sardinas, boquerones y ostras. Las algas marinas, la miel sin refinar, las zanahorias, la avena, el pan integral, los higos secos, la almendra requesón, el queso, la yogurt, la leche, las semillas de sésamo.

Hierro

Este es un mineral muy importante y básico de la hemoglobina, que viene siendo el pigmento de los glóbulos rojos y el encargado de transportar el oxígeno de los pulmones a los tejidos. Un déficit de este mineral puede causar un estado de anemia. Los niños necesitan un adecuado aporte de hierro porque les va a permitir un crecimiento corporal saludable. El incremento requerido en el sexo femenino es porque las niñas comienzan a perder regularmente con su menstruación cierta cantidad y por esta razón necesitan más que los varones.

Alimentos ricos en hierro: Las carnes, el hígado, la yema de huevo, los mariscos, el chocolate, las legumbres, los frutos secos, las papas, los berros, las acelgas.

Fósforo

El fósforo se encuentra en los huesos al igual que el calcio cumpliendo una función muy valiosa. El resto está distribuido en la sangre en el interior de las células y en las membranas que lo forman. Es parte del ADN de los cromosomas, contribuye a darnos energía, al sistema nervioso, a la contracción muscular. La falta de este valioso mineral puede producir cansancio y dolores óseos y musculares.

Alimentos ricos en fósforo: Los mariscos, los pescados y la carne, la leche, los huevos, las legumbres, los cereales, los frutos secos, el riñón y el queso.

Yodo

La falta de yodo ocasiona disfunción de la tiroides, alterando el crecimiento normal de un niño: la reproducción, las hormonas, las funciones de los nervios y músculos, el crecimiento y renovación de la piel, las uñas y el cabello, la falta de energía, alteración del sistema enzimático. Cuando es marcada la falta de este mineral puede traer trastornos serios, y esta deficiencia muchas veces es ocasionada porque hay áreas especialmente en zonas montañosas que carecen de este valioso mineral.

Alimentos ricos en yodo: Lo podremos encontrar en los mariscos, en la sal yodada, en los pescados, en la leche, en los huevos y en las hortalizas.

Técnicas básicas para una alimentación saludable

Hoy sabemos que el cuerpo humano está compuesto de proteínas, que le dan forma a su estructura ósea, pelo, uñas, dientes, órganos y tejido. También es parte fundamental en la formación de hormonas, enzimas y sangre. Las proteínas son vitales y también complejas. Están compuestas de aminoácidos, en la cual cada uno cumple una función diferente. Estos contienen nitrógeno, oxígeno, hidrógeno y carbono y algunos de los aminoácidos un poco de azufre. Ellas están expuestas a un desgaste continuo y renovación, por lo tanto necesitan ser reemplazadas, especialmente en los niños, ya que son importantes para la formación de ese nuevo organismo.

El cuerpo necesita de los aminoácidos, que son el resultado de las proteínas, así como de los carbohidratos. Este proceso de regeneración es constante. Por esa razón es necesario reemplazarlos y estar seguros que la alimentación será balanceada para ese nuevo ser que está creciendo diariamente. El niño lo necesita más que nadie, por el proceso mismo de desarrollo al cual está sujeto.

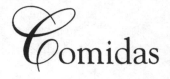

Comidas

Sopas

Estas son uno de los mejores alimentos que tiene un niño a la edad que sea, ya sea de 3 o 4 meses o de 3 a 4 años. En ellas se pueden encontrar vitaminas, minerales, aminoácidos y proteínas. Lo ideal es empezar con las sopas en edades bien tempranas, para que el niño comience a habituarse con este tipo de alimentos. También puede ser muy valiosa una sopa en caso de catarros, resfriados, tos, bronquitis, diarreas, decaimientos o una pobre alimentación. Una buena sopa reúne tantas virtudes para estas ocasiones que debe ser imprescindible.

La sopa es considerada como un aliado de la salud, no solamente para los niños sino también para los adultos.

SOPA DE SEMOLA DE MAIZ BLANCO
(DA 4 RACIONES)

INGREDIENTES
2 o 3 tazas grandes de caldo de pollo o de res
1/4 de taza de harina de maíz blanco
1 diente de ajo, machacado
1 zanahoria, rayada
1 pizca de sal
4 cucharadas de jugo de limón

PREPARACION
Antes de que el caldo de pollo o de res comience a hervir, vierta muy lentamente la harina, mientras se va

revolviendo para que no se agrume. Una vez vertido todo el contenido de la harina, agregar el ajo, la zanahoria y la sal y seguir revolviendo de vez en cuando. El jugo de limón se agrega al final. Esta sopa tiene que quedar algo espesa pero no dura. Si fuere necesario, agregar más caldo o agregar más harina de maíz. Se puede servir en el almuerzo o en la cena.

SOPA DE ESPINACAS
(PARA 4 PERSONAS)

INGREDIENTES
   2 o 3 tazas de caldo de pollo o de res
 20 hojas o más de espinacas
   1 papa pequeña, cortada en cuadritos
   1 zanahoria, picadita
   1 pizca de sal
   1 diente de ajo, machacado

   Queso rayado (opcional)

PREPARACION
En el caldo ya caliente, agregar las espinacas, la papa, la zanahoria, la sal y el ajo y hervir durante unos 10 minutos, dejar entibiar y pasar a una licuadora, para unirlos bien. Servir con queso rayado.

SOPA DE FRIJOLES Y ARROZ
(PARA 4 PERSONAS)

INGREDIENTES
   3 o 4 tazas de caldo de pollo o de res
   1 taza de frijoles, previamente hervidos, con su agua
 $1/2$ taza de arroz, previamente hervido, con su agua
   1 pizca de sal

PREPARACION

Verter el caldo de pollo, los frijoles y el arroz y dejar que hierva de 5 a 10 minutos más, salar a gusto, dejarlo entibiar. Ponerlo en la licuadora por unos dos minutos hasta que forme un caldo espeso y servirlo.

Purés

Ahora nos referiremos a ellos, pues también representan una excelente opción para el balance nutricional.

PURE DE ZANAHORIA, CALABAZA Y PAPA
(PARA 4 PERSONAS)

INGREDIENTES
1   papa grande, sin piel
2   zanahorias
1   trozo de calabaza
1   pizca de sal
1   huevo entero

PREPARACION

Cortar la papa, las zanahorias y la calabaza en pequeños trozos, agregarle agua suficiente hasta cubrirlos. Cuando empiece a hervir, se disminuye la temperatura y se cocina durante unos 10 minutos y salar a gusto. Si nota que hay demasiada agua, quitar un poco de este caldo y reservarlo. Hacer un puré y en el mismo calor de la hornalla, verter un huevo que se mezclará con el resto de los ingredientes.

PURE DE ZANAHORIA Y ESPINACA
(PARA 4 PERSONAS)

INGREDIENTES
   1 mazo de espinacas, cortaditas
   1 zanahoria
   $1/2$ taza de agua (aproximadamente)
   1 pizca de sal
   $1/2$ cucharada de aceite de oliva
   1 cucharada de crema de leche

PREPARACION
Lavar previamente las espinacas bien, picar las espinacas
y la zanahoria y hervirlas con el agua. Cuando la zanahoria esté tierna alrededor de 5 a 7 minutos, retirar del
fuego, agregar sal al gusto. Echar un chorrito de aceite de
oliva, y si sobra mucho líquido, quitarlo. Posteriormente
verter en la licuadora hasta que forme una pasta y servir
con un chorrito de crema de leche.

Platos fuertes

PASTEL DE PAPA
(PARA 4 PERSONAS)

INGREDIENTES
   2 cucharadas de aceite de oliva
   1 diente de ajo, machacado
   1 cucharada de perejil, picado
   1 taza de carne molida de pollo o de res
   1 pizca de sal
   2 tazas de puré de papa
   2 cucharadas de queso parmesano

PREPARACION

Previamente sofreír en el aceite, el ajo y el perejil. Agregar la carne picada y la sal. En una fuente acomodar la mitad del puré de papa, verter el picadillo y cubrir con el resto de la papa, rociando con el queso parmesano y un chorrito de aceite. Hornear unos 10 minutos y servir.

CROQUETAS DE QUESO Y PAPA
(PARA 4 PERSONAS)

INGREDIENTES

1 1/2   tazas de puré de papa
1   huevo entero
2   cucharadas de harina (opcional)
  Queso mozzarella, para rellenar
  Pan rallado o galleta molida
  Aceite a gusto

PREPARACION

Al puré mezclarle el huevo. Si no queda bien consistente, agregarle unas 2 cucharadas de harina hasta que quede consistente. Con una cuchara grande acomodar el puré en la mano y en el centro agregarle pedacitos de queso mozzarella, envolverlo y pasándolo por la harina primero, luego por el pan o la galleta molida y freírlo en abundante aceite.

Platos dulces

GALLETITAS RAPIDAS
(12 GALLETAS)

INGREDIENTES

1   taza de harina
1   yema de huevo
1   cucharada de azúcar

4 cucharadas de mantequilla
1 cucharada de leche, o más
   Aceite para freír
   Azúcar y canela a gusto

PREPARACION
Mezclar bien hasta formar una masa suave pero sólida, la harina, el huevo, el azúcar, la mantequilla y la leche. Estirar sobre una tabla espolvoreada con harina, cortarla en rectángulos pequeños y freírlas en abundante aceite, espolvoreando con azúcar y canela.

CARAMELO DE NUECES
(PARA 6 PERSONAS)

INGREDIENTES
1   taza de azúcar blanco
1/2 taza de nueces molidas
1   cucharada de mantequilla

PREPARACION
En una cacerola, preferiblemente de acero inoxidable o teflón, cocinar el azúcar hasta que tome un color dorado no muy fuerte, cuando todo el azúcar se haya derretido. Esparcir las nueces sobre un mármol previamente mantecado y esparcir el caramelo encima. Dejar que se entibie y con un cuchillo cortar en pedacitos que se envolverán en papel transparente cuando ya estén fríos.

FRUTILLAS A LA CREMA
(PARA 4 PERSONAS)

INGREDIENTES
20 a 30 frutillas frescas (strawberries), lavada
    y secadas con una toalla
1   taza de crema batida

PREPARACION
Acomodar las frutillas en un plato hondo, verter la crema y revolver, manteniendo luego en el refrigerador hasta una hora antes de servir.

TORTA DE GALLETITAS
(PARA 4 PERSONAS)

INGREDIENTES
1/2 taza de nueces, picadas
4 cucharadas de pasitas de uva
1 cucharadita rasera de azúcar
20 galletas de vainilla o cualquiera otra que sea suave mojadas en leche
1/2 taza de leche
2 tazas de crema pastelera o crema de leche batida

PREPARACION
Mezclar las nueces con las pasitas de uva y el azúcar. Sobre una fuente rectangular, se irán colocando las galletas mojadas en la leche, y con una espátula se cubrirán con la crema de leche o la pastelera. Se esparcirán las pasitas junto con las nueces; se vuelve a cubrir con otra capa de galletas previamente mojadas en la leche. Finalmente cubrir con la crema de leche o la pastelera. Mantener por unas 2 horas en el refrigerador y servir.

$\mathcal{C}$onozcamos las proteínas

Las proteínas de origen animal se encuentran en todas las carnes de ave, pescado y res, huevos enteros, leche entera y quesos. Las proteínas de origen vegetal se encuentran en la soya, las almendras, las avellanas, los maníes, las castañas, las nueces, las pepitas de girasol, el arroz integral, el germen de trigo, la harina de centeno, las ciruelas pasas, los dátiles secos, las moras, las pasas de Corinto, etc. Hay algunos legumbres como el garbanzo, la soja, los guisantes secos, el frijol y las lentejas, que también tienen una buena porción de proteínas.

Desayuno

AVENA CON LECHE
(PARA 2 PERSONAS)

INGREDIENTES
1/2 taza de leche entera
1/2 taza de copos de avena
     Pedacitos de fruta natural

PREPARACION
Poner en una cazuela la leche entera, esperando que esté caliente. Verter la avena, revolver suavemente hasta que comience a espesar. Retirar del fuego y servir con pedacitos de fruta natural.

HUEVO PONCHE
(1 HUEVO POR PERSONA)

INGREDIENTES
1½ tazas de agua
1 huevo
Sal a gusto

PREPARACION
Poner el agua en una cacerola pequeña y esperar que hierva. Romper el huevo y dejarlo caer en el agua hirviendo. Cuando la clara esté blanquita sacarlo con una espumadera sirviéndolo en un recipiente pequeño adecuado y agregándole un poquito de sal.

HARINA DE MAIZ BLANCO
(PARA 4 PERSONAS)

INGREDIENTES
1 taza de agua o más
½ taza de harina de maíz blanco
½ cucharadita de mantequilla
1 pizca de sal

PREPARACION
Esperar que el agua esté hirviendo y volcar poco a poco la harina mientras se va revolviendo. Bajar la temperatura de la hornalla y por último mezclarlo con la mantequilla y la sal.

GELATINA DE FRUTAS
(PARA 4 PERSONAS)

INGREDIENTES
1 paquete pequeño de gelatina, preparándola con agua según las indicaciones
1 banana, cortada en rodajas

PREPARACION
Después que se ha hervido el agua y mezclado la gelatina, esperar que cuaje un poco. Agregar las rodajas de banana y dejar que termine de cuajar.

YOGURT DE FRUTAS
(PARA 4 PERSONAS)

INGREDIENTES
6 cerezas rebanadas, quitar las semillas
6 frutillas
6 uvas en pequeños pedazos, quitar las semillas
10 onzas de yogurt natural

PREPARACION
Mezclar las cerezas, las frutillas y las uvas en la batidora con el yogurt natural y refrigerar.

COMPOTA DE FRUTAS FRESCAS
(PARA 4 PERSONAS)

INGREDIENTES
1/2 taza de agua
2 duraznos, pelados, sin carozo y cortaditos
1 manzana, pelada y cortadita
1 pera, sin pepitas y cortadita

PREPARACION

En una cazuela hervir el agua con los duraznos, la manzana y la pera, bien tapada, por unos 10 minutos. Retirar del fuego y dejar enfriar. Una vez fría triturar las frutas y guardar en un recipiente hermético.

CREMA DE FECULA DE MAIZ
(PARA 4 PERSONAS)

INGREDIENTES
1 taza de leche
3 cucharadas de fécula de maíz
1 cucharada de azúcar o de miel
1 pizca de canela (opcional)

PREPARACION

Poner al fuego la leche y antes de que comience a hervir, mezclar poco a poco y suavemente la fécula de maíz, sin permitir que se hagan grumos. Lo ideal es usar un batidor de alambres. Por último agregarle el azúcar o la miel, y si también prefiere, una pizca de canela.

TOSTADAS FRANCESAS
(PARA 4 PERSONAS)

INGREDIENTES
1/4 taza de leche
1 huevo
1 cucharada de azúcar
4 rodajas de pan integral
2 cucharadas de mantequilla

PREPARACION

En un plato hondo (tazón) donde se vierte la leche, el huevo y el azúcar, con un batidor de alambre, batir bien los ingredientes hasta que quede uniforme la mezcla. Pasar por esta preparación las rodajas de pan y en una sartén de teflón freírlas en la mantequilla. Se pueden servir con almíbar de maíz, de miel o de algún dulce preferido.

Todas estas recetas para desayuno pueden ir acompañadas por jugos naturales de zanahoria y naranja, de berro, de remolacha, de uvas o de la fruta de la estación.

Almuerzo

El almuerzo es una comida muy importante, tanto para el niño como para el adulto, y debe ser lo más completo posible, incluyendo siempre algunas proteínas y carbohidratos. A continuación se presentan algunas recetas debidamente balanceadas que deben ser tenidas en cuenta.

ENSALADA DE POLLO
(PARA 4 PERSONAS)

INGREDIENTES

1 pechuga de pollo
2 ramas de apio
1 zanahoria entera
1 papa entera
1/2 tomate
4 tazas de agua
1 pizca de sal y jugo de limón

PREPARACION

Hervir el pollo, el apio, la zanahoria, la papa y el tomate en el agua, hasta que estén tiernos. Retirarlos del caldo y dejar enfriar. Cortar en pequeños pedazos haciendo una ensalada que se puede condimentar con poquito de sal y jugo de limón.

LOMITO A LA PLANCHA
(POR PERSONA)

INGREDIENTES
2   a 6 onzas (según la edad) carne tierna de res
en trozos
1   pizca de sal y jugo de limón

PREPARACION
En una sartén de teflón preferentemente, colocar los
pedacitos de res tierno rociándolos con una pizca de sal y
jugo de limón. Darles vueltas de ambos lados hasta que se
vean cocinados pero manteniendo su jugo.

PESCADO SIMPLE
(POR PERSONA)

INGREDIENTES
1   taza de agua
2   a 6 onzas (dependiendo de la edad) pescado (el de
    su preferencia)
3   hojitas de laurel
1   hojita del albahaca
1   diente de ajo
1   pizca de sal

PREPARACION
Colocar en una cazuela el agua, el pescado, el laurel, la
albahaca, el ajo y la sal. Hervir por espacio de 5 a 6 minutos. Retirar colocando en una fuente. Quitar las hojitas de laurel ahora. Dejar enfriar para servir con un puré
de papa o zanahorias hervidas o habichuelas. El caldo se
puede usa para sopa, agregando arroz o fideos.

PURE DE PAPA Y ZANAHORIA
(PARA 4 PERSONAS)

INGREDIENTES
1 taza de agua
1 papa, pelada y cortada en lajitas
2 zanahorias, cortadas en rodajas
1 pizca de sal

PREPARACION
Cuando el agua comience a hervir, volcar la papa, las zanahorias y la sal, dejando cocinar de 5 a 6 minutos. Quitar el agua sobrante y hacer el puré.

SOPA DE ARROZ
(PARA 4 PERSONAS)

INGREDIENTES
2 tazas de caldo de pollo
$1/4$ de taza de arroz
$1/2$ taza de zanahoria, cortada en cuadritos
2 cucharadas de crema de leche

PREPARACION
Hervir en el caldo de pollo, el arroz y la zanahoria, hasta que el arroz quede tierno. Al final de la cocción se pueden agregar la crema de leche y si fuera necesario, agregar más caldo.

SOPA DE FIDEOS
(PARA 4 PERSONAS)

INGREDIENTES
- 4 tazas de caldo de pollo o de res
- $1/4$ de taza de fideos pequeños
- $1/2$ papa, cortada en cuadritos
- $1/2$ taza de calabaza cortada en cuadritos
- 2 ramas de apio, picaditos
- 1 pizca de sal

PREPARACION
Colocar el caldo de pollo, los fideos, la papa, la calabaza y el apio juntos en el caldo hirviendo y cocer hasta que los fideos estén suaves. Sazonar con sal a gusto. Si fuera necesario, agregar más caldo.

ARROZ DELICIOSO
(PARA 4 PERSONAS)

INGREDIENTES
- 1 taza de arroz integral
- $2^1/4$ tazas de agua
- 1 cucharadita de mantequilla
- 1 pizca de sal
- $1/2$ taza de arvejas frescas

PREPARACION
Hervir el arroz con el agua, la mantequilla y la sal. Antes de terminar la cocción verter las arvejas y terminar de cocinar de 5 a 7 minutos más. Puede ser un acompañante o servirse solo.

FIDEOS EN SALSA
(PARA 4 PERSONAS)

INGREDIENTES
2 dientes de ajo, picaditos
2 cucharadas de aceite de oliva
3 tomates frescos, pelados
1 cucharadita de perejil, picado
¹/₂ cucharadita de orégano
1 pizca de sal
¹/₄ de kilogramo (aproximadamente) de fideos, o espaguetis o cortaditos como los coditos, etc.

PREPARACION
Sofreír el ajo en el aceite, continuando con los tomates y el perejil, el orégano y sal a gusto, triturándolos bien durante unos 10 minutos. Volcar los fideos ya hervidos sobre esta salsa, revolviéndolos bien.

Ensaladas

Las zanahorias limpias y enteras, al igual que el apio, son ideales para los niños, especialmente en el proceso de la dentición. Esto ayuda muchísimo al corte de los dientes.

Meriendas

Aunque en la mayoría de las escuelas ofrecen algún tipo de meriendas, lo recomendable es que las madres preparen al niño con sus meriendas personales. Lo ideal de estas meriendas es que contengan nutrientes valiosos, como es algo de proteínas, frutas y vegetales. Desde temprana edad a los niños se les debe enseñar buenos hábitos alimenticios. Si usted, a su bebé, no le ha comenzado a dar, en edades tempranas, frutas y vegetales, por supuesto se va a resistir a consumirlos. Todo es cuestión de que el paladar esté habituado a buenos hábitos alimenticios.

Meriendas escolares: menús

LUNES
Un yogurt, una manzana, una barra de cereal integral, un jugo de fruta.

MARTES
Un tomate cortadito, un sandwich de pan integral, jamón y queso, una banana, un jugo natural.

MIERCOLES
Una ensaladita de zanahoria y lechuga, una croqueta de carne, un racimo de uvas, un jugo natural.

JUEVES
Un yogurt, una presa de pollo, una papa hervida sazonada con un poco de aceite y limón, una gelatina, un jugo natural.

VIERNES
Una ensaladita de verduras, como son remolacha, zanahoria, fideos con salsa de tomate ligera, una fruta como melón o cualquiera de la estación, un jugo natural.

OPCIONALES
Arroz integral, una empanadita de carne o de queso, un maíz y una fruta de la estación, un jugo natural.

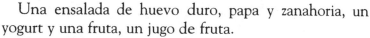

Una ensalada de huevo duro, papa y zanahoria, un yogurt y una fruta, un jugo de fruta.

Una ensaladita de verduras frescas, un sandwich untado con mantequilla de maní, una fruta natural, un jugo de fruta.

Lo más importante de los menús es que sean variados, utilizando los recursos de las comidas que se han hecho el día anterior. Usted puede recurrir fácilmente a una porción un poquito más grande cuando cocine y dejar ese sobrante para el menú escolar de su hijo del día siguiente.

Alternativas

Nueces, almendras, aceitunas, maní, barras de cereales, galletas integrales y frutas naturales, son los mejores recursos que puede contar una mamá para un viaje, para la escuela, para la guardería. Recordando siempre que la combinación de cereales, frutas y oleaginosas como las nueces, almendras, maníes, son muy buena fuente de nutrientes.

¿A qué niño no le va a gustar una ciruela seca, unas pasitas de uvas? Yo creo que a todos. Además de ser ricas en nutrientes, evitan el estreñimiento en los niños, que suele ser bastante común.

Si su niño es estreñido, recurra al jugo de ciruela y también al consumo de las ciruelas, igualmente que al de los cereales integrales. No escatime la avena molida. Esta en su variedad puede ser utilizada en tortas, cremas y combinación de carnes. Por ejemplo, si usted va a hacer un pastel de carne molida, agregue una parte de carne con dos de avena. Además de ser mucho más económica, el aporte nutriente será mayor.

Los huevos: Son un buen recurso también. Pueden hacerse en forma de tortillas, revueltos o duros. Son una buena fuente de proteínas muy importante y necesaria para los niños, al igual que los lácteos como la leche y los quesos, siendo la combinación de éstos bastante variada. Si a un niño le gusta el yogurt al igual que el queso ricota o el requesón o simplemente los quesos en su alta variedad, no dude en darle aunque sea una pequeña ración diaria, pues éste aportará el calcio que sus huesos necesitan.

Los cereales: Cuando hablamos de cereales, el arroz, el maíz, la cebada y la avena son formidables para una buena combinación, muy fáciles de digerir y altamente nutritivas.

Las proteínas: Si hablamos de proteínas recordemos siempre que tenemos el recurso del pollo, el pavo, el pescado y las carnes de res en su alta variedad.

Las frutas: Cuando hablamos de frutas, nos referimos a todas, especialmente las de la estación y bien maduras. Dependiendo del país, éstas pueden ser tan deliciosas, agradables y nutritivas como son la fruta bomba, los mangos, las bananas, bien tropicales por cierto, con un gran contenido en vitaminas y minerales. Trate de darle a su niño las frutas bien lavadas o peladas si lo requieren y cortadas en pedacitos, así las comen mucho mejor y generalmente comen toda la fruta. Cuando le vaya a dar una manzana a un niño, desde luego que habrá que lavarla muy bien y cortarla en pedacitos. En la mayoría de los casos, cuando se le da al niño la manzana entera, no la come completa, sin embargo si usted se la corta en pedacitos la va a comer toda.

Viajes

Cuando viajamos, normalmente al niño pequeño hay que portarle la leche que él consume. Si ésta es natural, lo más posible es que se descomponga. Para evitar esto, podemos utilizar el recurso de la leche en polvo, que es mucho más fácil de combinar, llevando el agua purificada en una botella, a la que se agregará el polvo, para su preparación. Las frutas disecadas, como son las pasitas de uva o de pera o cualquier otra fruta, son una buena ayuda para las mamás, al igual que llevar una bolsita con zanahorias o pepinos. También una buena combinación serían los cereales que hoy vienen con diferentes gustos y en barras, al igual que las galletas integrales. Lo más importante de todo es llevar agua. El agua es fundamental, principalmente cuando se viaja en avión.

No sobrealimente a su niño en viajes largos. Si no quiere comer, no insista, generalmente el estrés que ocasionan a un niño los viajes, pueden quitarle el apetito, y no se alarme si ese día lo único que le pide es de beber.

Recuerde que la capacidad del estómago de un niño, es menor que la de un adulto, por lo tanto, él satisfará su apetito más fácilmente que usted.

Las guarderías infantiles

Cuando el niño ya tenga la edad adecuada, los padres deben pensar en un centro educativo, que estará a cargo de profesionales que ayudarán al desarrollo social e intelectual de su niño, y éste a su vez irá aprendiendo a relacionarse con otros y a desarrollar hábitos de autonomía personal como es comer, descansar, evacuar su intestino o controlar los esfínteres, lavarse las manos y cuidar su limpieza personal. Esto creará confianza en sí mismo y le permitirá afrontar las siguientes etapas de su desarrollo.

También la guardería ayudará a que aprendan a compartir, a esperar, a respetar el espacio que tendrá que compartir con otros, a tomar objetos que puede usar y otros que están prohibidos. Esto ayudará en su afán de explorar, a fomentar su iniciativa. La obligación de los padres es alentar a los hijos, a que confíen en sus amiguitos y en el tiempo agradable que va a pasar con otros niños de su misma edad.

En este proceso, los maestros irán observando cada movimiento y actitud del niño y darán cuenta luego a sus padres de sus reacciones, de su madurez y en general de su desarrollo.

Esta opción de la guardería, si bien es muy importante, es necesario, antes de llevarlo a ella, saber dónde está dejando usted a su hijo. Antes de tomar esta decisión, hágase siempre las preguntas:

¿Esta guardería le ofrece las garantías de pedagogía, seguridad, orden y moral que usted espera que tengan para su hijo?

¿Usted considera que su niño tiene la edad adecuada para ser dejado en una guardería, sin que él sienta que está abandonado en el plano afectivo? Es necesario hablarle al niño, y la explicación que se le dará, es animarlo por todos los beneficios que le va a aportar, ir a la escuela.

Si su niño tiene más de 2 años y no ha salido de la casa hasta ese momento, posiblemente le resulte más traumático que a un niño de 4 años, pues seguramente va a alterar todo su ritmo de comidas, aseo, sueño, etc. Usted tiene que estar consciente, que ese cambio tiene que ser favorable para él. La adaptación de un niño a la escuela infantil es más fácil, cuanto más niño es, es decir, después de los 2 años, cuando comienza a tener más consciencia de la separación de su hogar. A partir de los 4 años es mucho más fácil, la adaptación de un niño a la guardería, explicándole que se le va a estar observando y cuidando. El primer día que dejamos al niño en la guardería, es el más difícil, pero si le presentamos a otros niños que ya están familiarizados y dejamos que participe de los juegos por un rato, hasta que se familiarice, el cambio va a ser más aceptado. Si el niño es más pequeño de los 2 años, es posible que sea más difícil la adaptación, pues él reconoce que no es su medio ambiente y muchas veces, en su inocencia, piensa que sus padres no van a volver por él. Esto puede crear una angustia en el pequeño, que le llevará tiempo para darse cuenta que no es así. Cualquiera que sea la edad de un niño, el temor es normal. Los profesionales que lo cuidan conocen bien de estos pormenores y se harán cargo de la atención del niño, especialmente en los primeros días, hasta que el niño comprenda la rutina diaria de dejarlo y de ir a buscarlo. El ideal sería que la guardería estuviera cerca de la casa, pues evitaríamos las molestias de los desplazamientos y el niño estaría también en el barrio donde se está criando. Otra opción es cerca del trabajo de los padres, enseñándoles que están muy cerca el uno del otro y que pueden acudir en un momento determinado, ante una necesidad y en unos pocos minutos. Esto puede darle confianza. Asesórese y observe bien dónde va a dejar a su niño. Pida que le permitan hacer un recorrido por cada uno de los cuartos y observe las condiciones de higiene y si todos los elementos educativos que tienen, como muebles y otros enseres, ofrecen cierta seguridad y son lo suficientemente didácticos, como para que el niño aprenda buenos modales. Siempre habrá una zona de juego. Observe si está bien cercada, no tiene lugares que puedan ser riesgosos para su seguridad y si las estructuras de los juegos no están dañadas. Si el lugar está ventilado y suficientemente iluminado. Si los espacios para los niños que gatean, están suficientemente separados, y si tienen salidas de emergencia. Si cuenta el lugar con alguna persona entrenada en primeros auxilios. Si hay un hospital cerca, o un médico que pueda atenderlo, pero sobre todo, que los juegos no sean peligrosos y que sirvan realmente de aprendizaje.

Cereales y sus valiosas propiedades

Avena

Las propiedades de la avena son muy variadas por su alto contenido en vitaminas y minerales, al igual que de su valor en proteínas, ya que posee un 14 por ciento más que otros cereales, y si a esto le aumentamos leche de vaca o de soya aumentamos más su valor proteico.

Este valioso cereal es extraordinariamente conveniente para las niños en edad de crecimiento, y contiene valiosas vitaminas y minerales. Son un buen aporte en la nutrición; le preparen especialmente para un esfuerzo intelectual.

Es muy digestiva y recomendada para personas con problemas gastrointestinales, ayuda a la buena función del intestino y ayuda contra el estreñimiento. También se recomienda en casos de diabetes ya que la fructuosa que contiene libre, debe ser asimilada sin la acción de la insulina. La celulosa que posee es totalmente insoluble e influye en la digestión por un elemento funcional del intestino, a través del mucílago de avena. Estas son las ventajas que tienen en todo disturbio gástrico. Su composición de glúcidos, lípidos, calcio, fósforo, hierro, vitaminas A, B_1 y B_2, nos muestra una vez más, que es el mejor aliado que contamos, con una buena fuente de nutrientes indispensables.

Arroz

El arroz blanco carece de vitaminas, por lo tanto debemos tratar de consumir arroz integral preferentemente. Una enfermedad llamada beriberi era desconocida en el oriente hasta que llegaron los europeos e introdujeron métodos de descabellado y molienda del arroz. El beriberi fue una enfermedad endémica causada por la deficiencia de tiamina, vitamina B_1, que puede provocar hasta la muerte. La falta de esta vitamina se nota con trastornos nerviosos, circulatorios y secretorios. Sin embargo esto no ocurre con el arroz integral. Es un alimento versátil y digestible con múltiples posibilidades de preparación. El agua de arroz se ha utilizado desde tiempos remotos para prevenir las terribles diarreas, por ejemplo, se puede utilizar 1 taza de arroz, 8 de agua y el jugo de 1 limón, colarlo y tomar el agua durante todo el tiempo. El arroz está considerado como un hipotensor y también se ha demostrado que es bueno para evitar y controlar el ácido úrico.

Algo importante que debemos evitar es lavar el arroz. Cuando este proceso se realiza se pierden valiosas vitaminas, lo cual no se recomienda. Una receta sencilla del arroz para los niños después de haber pasado por problemas digestivos: El arroz, 1 taza de manzana rallada y $1/2$ taza de yogurt natural, y puede agregársele 1 cucharadita de azúcar y canela o también 1 cucharadita de miel. En este caso las papillas van a ser un buen reconstituyente tanto para niños como para adultos. Las propiedades principales del arroz son los glúcidos, los lípidos, los prótidos, el calcio, el fósforo, el hierro y las vitaminas A, B_1 y B_2.

Maíz

La harina de maíz es de fácil elaboración y se pueden hacer deliciosos panes, al igual que alimentos exquisitos. Hay personas que no soportan o son alérgicas al gluten que se encuentra en los cereales comunes como el trigo, la avena y el centeno y contraen una enfermedad que se llama estruen. Esta es una enfermedad que ataca el intestino delgado creando episodios de diarreas y de estreñimiento. Esto puede ocasionar un cuadro serio para la salud y hasta mortal, especialmente en los niños que se denomina también con la enfermedad celiaca. Esto es provocado por falta de una enzima que no logra descomponer el gluten llamada gliadina. Es por eso por lo que la alimentación debe ser sin gluten especialmente sin gliadina que es la que provoca esta enfermedad. En este caso el maíz viene a beneficiar a estos enfermos, igualmente que el trigo sarraceno y el arroz integral, pues ambos carecen de gluten. Este régimen se debe de mantener por bastante tiempo hasta obtener un resultado final y continuarlo, aún pasados algunos meses. También el maíz es un aliado para enfermedades renales como insuficiencia renal, pues los riñones alcanzan un límite de la eliminación de la urea que es el residuo de las proteínas, y este residuo puede provocar grandes daños a este órgano de manera que el enfermo renal debe evitar en lo posible todo producto proteico. El máximo que debe consumir por kilo de peso corporal es de 0.3 a 0.4 gramos por kilo.

Como vemos es muy pequeña la cantidad de proteínas que puede ingerir un enfermo renal. Sin embargo el maíz es un alimento muy versátil y excelente para el caso de estruen o la enfermedad celiaca y enfermedades renales, ya que contiene calcio, fósforo, hierro, vitaminas A, B_1, B_2 y niacina.

El trigo

Un cereal muy importante para una buena nutrición ya que éste es uno de los más equilibrados en la alimentación humana, siempre y cuando el trigo sea integral. Con él fabricamos el pan, las pastas y la repostería. Unos de sus componentes son proteínas como la gliadina, glutenina, leucocina.

Lamentablemente la forma más común de consumirlo es el trigo blanco al que se le ha quitado el germen que es donde reside su principal valor nutritivo. Este quite causa muchas enfermedades como la colitis, anemias, estreñimiento y hasta arteriosclerosis. Tenemos que tener consciencia de que todo producto refinado es un enemigo de nuestra salud, y lo más importante es enseñar desde la cuna a nuestros hijos que nuestra alimentación debe ser integral. El germen de trigo natural contiene un elevado grupo de vitaminas B y E, además de las vitaminas A y D. También contiene aminoácidos esenciales.

$\mathcal{M}$anganeso, magnesio, cobalto y cobre

Los especialistas en pediatría recomiendan que a los niños pequeños hay que añadir a sus papillas el germen de trigo para que la alimentación sea más completa y ayude a un buen crecimiento y desarrollo. Con las sustancias vitales y nutritivas que éste contiene, lo va a proteger de enfermedades. Los componentes principales calcio, fósforo, hierro, potasio, sodio, vitamina A, B_1 y B_2, niacina, vitamina C y vitamina E.

Alcachofa o alcaucil

El alcaucil se debe consumir después de cocinado o hervido en agua y un poquito de sal. La base del alcaucil es una pulpa sabrosa pero sobre todo tiene muy buen contenido de vitamina C y hierro. Es un aliado del sistema inmunológico, su buen contenido de magnesio y de potasio ayudan a la presión arterial a la buena función hepática, muscular, nerviosa, digestiva. También ayuda al crecimiento saludable; junto con el fósforo, forman un aliado importante para la formación de los huesos. El hierro es otro de los componentes de éste alimento, evitando la anemia.

Albaricoques o nísperos

Es una de las frutas muy valoradas. Su alto contenido de betacarotenos, la provitamina A que contienen la mayoría de los frutos y vegetales naranjas o rojos, hace de este rico alimento el mejor aliado de la salud.

En estudios comparados de cáncer de pulmón, en una dieta alta con betacarotenos se ha podido demostrar un resultado preventivo de esa terrible enfermedad. En el punto de vista de la nutrición se le ha dado mucho valor a los alimentos que contengan betacarotenos al igual que la vitamina C. El albaricoque se lleva el premio mayor de todos ésos. Además de su alto contenido en potasio, son deseables especialmente en casos de retención de líquidos, de problemas de colesterol alto, problemas cardíacos y problemas renales, y su valioso aporte de fibra cuando se consume con las cáscaras también beneficia al intestino.

Se recomienda crudo, cocido, en conserva, o secos. Es un delicioso, rico alimento que no debemos despreciar; siempre debemas contar con su ayuda para acompañar los alimentos o bien servirlo solo.

Alfalfa

Este superalimento merece todo nuestro respeto. Ya los árabes conocían sus propiedades beneficiosas y desintoxicantes, especialmente evitando el ácido úrico que es el causante de la artritis, desintoxicando el hígado, evitando la oxidación de los tóxicos, contribuyendo de esta manera a liberarnos de ese terrible mal llamado artritis o reuma. Sus nutrientes en vitaminas C, D, E y K son los aliados que necesitamos para un balance de nuestra salud contribuyendo a la buena función de la glándula pituitaria.

Se recomienda su consumo en forma de ensaladas o también se puede utilizar añadiéndolas a picadillos, buñuelos, sopas, guisos, etc. Todo depende de su imaginación. La alfalfa sigue siendo siempre versátil, útil en la cocina y fácil de preparar ya que un pequeño puñado de semillas en un pequeño sembradero pueden estar al alcance de su mano, pues unos pocos días son suficientes para que fertilicen y muestren sus tallos bellos, prolíferos y saludables.

Espárragos

Son excelentes para la pérdida de peso y también para personas con problemas de la presión arterial alta porque son bajos en calorías, y además son un constructor de la sangre. Contienen ácido fólico, previenen las infecciones por su contenido de vitamina C, hierro, potasio y riboflavina, y los componentes de vitamina B hacen que sea mejor absorbido ayudando a un balance mental. También lo consideran beneficioso por la tiamina, riboflavina y la provitamina A. Son una buena fuente de fibras ayudando a la función gastrointestinal y hepática.

Berros

Su buen contenido en vitamina A, B_2, C, D, E y de minerales como fósforo, hierro, yodo y calcio hacen de este alimento ideal para aquellas personas con problemas de anemia, evitan el escorbuto y es recomendado en afecciones hepáticas, renales nerviosas y reumáticas. Se recomienda comerlo en ensaladas para acompañar otras verduras frescas y crudas.

Batatas o boniato

Su valor nutricional por ser rico en betacaroteno o provitamina A, ayuda a controlar el cáncer además de sus valiosas vitaminas y minerales: C, B_6, hierro, potasio, magnesio, tiamina y ácido fólico. Como vemos es una buena fuente nutricional, sobre todo en la piel, donde se encuentra la mayor parte de su fibras comparadas a la avena. Lo ideal es comerlo horneado, hervido o frito.

A los niños debe dárselo por lo menos entre las comidas principales una vez al día, papa o batata también llamada boniato.

Banana

Es una buena fuente de vitamina B_6 que ayuda a prevenir infecciones. El hierro que compone las bananas contribuye a la hemoglobina de la sangre al igual que su vitamina C, combinada con el potasio, magnesio, ácido fólico, riboflavina. Ayuda a los problemas cardíacos, circulatorios, presión arterial alta. En los casos de diarreas, gastritis y todo tipo de problemas gastrointestinales contribuyen a mejorar muchas de esas condiciones. Pueden ser mezclado con manzana rayada, y el puré de banana es un delicioso postre ideal para niños y ancianos.

Fresas o frutillas

Aunque son bajas en calorías sin embargo su buen contenido de vitamina C, ácido fólico, potasio, hierro y riboflavina dan muchos beneficios.

También son una buena fuente de fibra y otro agente más, anticancerígeno, que se recomienda comer acompañado de otras frutas o sola.

Si bien las fresas no se cultivan todo el año se pueden preservar congelándolas. Otro de los recursos es, consumirlas en forma de compotas o dulces, al igual que los helados de fresas para los niños son agradables al paladar y un alimento completo.

Calabazas o zapallo

Es un nutriente versátil ya que se puede utilizar tanto para comidas saladas como para dulces. Los dulces de calabazas son deliciosos y tanto a los niños como a los adultos les saben muy bien al paladar. La calabaza abunda en betacaroteno, el pigmento amarillo con que el cuerpo forma la provitamina A, el amigo de su salud, ya que previene el catarro y problemas de ceguera nocturna, y también ayuda a una piel saludable. Su buena dosis de fibra hace de él un laxante suave permitiendo de esa manera una función gastrointestinal saludable. Además contiene hierro, vitamina C, ácido fólico, magnesio y potasio.

La calabaza hervida simplemente se puede hacer en rico puré de ella mezclada con papas y zanahoria. Los niños van a saber apreciar no solamente por su agradable sabor sino porque también están recibiendo una buena fuente de nutrición para su salud.

Cerezas

Aunque son bajas en calorías, sin embargo es una buena fuente de vitamina C, provitamina A, potasio y ácido fólico. Se recomiendan en dietas que necesitan mucha fibra, especialmente para el control del colesterol. Recomendadas también para aumentar el sistema inmunológico, recordando siempre que las cerezas tienen una pepa muy dura y a los niños hay que quitárselas para que no se las traguen. Se pueden comer naturales o pueden servirse con otras frutas, son ideales como postres, también para decorar tortas o galletas. No tienen contra-indicaciones con excepción de aquellos casos en que pudiera haber algún tipo de alergia.

Ciruelas

A muchas personas ha ayudado el jugo de ciruelas y las ciruelas para combatir el estreñimiento. Su buen contenido de vitamina C, provitamina A, riboflavina, potasio y vitamina B_6, hacen de la ciruela un alimento muy recomendado. Ayuda a prevenir las infecciones, también a formar el colágeno porque participa en el tejido conec-

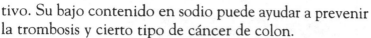

tivo. Su bajo contenido en sodio puede ayudar a prevenir la trombosis y cierto tipo de cáncer de colon.

Las ciruelas se pueden comer secas o de la estación. También se deben hacer compotas y consumir el agua en caso de deshidratación. Su mejor aliado el hierro hace de ésta un buen amigo para ayudar a la hemoglobina de los glóbulos rojos. A los niños se les puede dar el dulce de ciruela untado en el pan y tendrán un buen nutriente de esa manera.

El melón

Este es un excelente revitalizante por su contenido en vitaminas C, A y B_6, ácido fólico, potasio, magnesio y niacina. Si usted está en proceso de perder peso es una buena recomendación, al igual que para prevenir catarros, aumentando las defensas del organismo, ayudando al sistema nervioso y a prevenir el cáncer. El melón contiene gran cantidad de agua y ayuda a evitar la deshidratación en días muy calurosos, por lo tanto es bueno en épocas de mucho calor. Se puede consumir en forma de batidos o simplemente cortado en lajas. Se le quitarán las semillas, para que los niños no se las traguen.

Tomates

El tomate es un buen nutriente que contiene vitamina A, ácido fólico, potasio y hierro y algo de fibras. Es bajo en calorías y contiene cero colesterol. Es un buen elemento nutricional recomendado para los niños y también para los adultos. Ayuda en los caso de estreñimiento previniendo las hemorroides. En estudios del Instituto Nacional del Cáncer, dicen que el tomate, por ser rico en vitaminas A y C, puede ayudar a prevenir el cáncer, y no es de extrañar que esto sea así, ya que es un alimento muy recomendado y sin restricciones. Se puede tomar en batidos con un chorrito de limón o también en salsa o ensaladas.

Naranjas

Es sabido su valor nutricional, con su aporte de vitamina C, y contribuyen a prevenir enfermedades serias como el escorbuto, ya que una deficiencia de esta vitamina puede ocasionarlo, pero además de eso, la naranja aporta nutrientes muy importantes para prevenir los catarros, bronquitis y envejecimiento prematuro, ya que es el mejor contribuyente del colágeno. Los niños deben consumir por lo menos un vaso grande del zumo al día o caso contrario en tabletas. Contiene ácido fólico y también vitamina B. Lo ideal es exprimirla en el momento que se va a tomar. Las naranjas enteras además tienen un buen contenido de fibra que da una buena sensación de plenitud, evitando el picoteo; para aquellas personas que estén en programas de adelgazamiento es muy recomendable. El zumo de naranja además de ser refrescante, previene también los tóxicos, la alveolitis, los vasos capilares débiles, las curaciones lentas de las heridas, la baja resistencia física, y ayuda a los dientes y encías sanos. Como vemos su aporte es muy beneficioso para una buena salud y no debería faltar en ningún hogar; se debe consumir como mínimo una al día.

Melocotones o duraznos

A nivel de nutrición podemos decir que dado su aporte en betacaroteno y vitamina C, ademas del sodio y potasio se pueden consumir con restricciones, sobre todo cuando son frescas y maduras. Cuando son fuera de época los melocotones o duraznos enlatados pueden sustituir los frescos casi con el mismo aporte nutricional.

Papaya o fruta bomba

Esta deliciosa fruta tropical, además de ser rica en nutrientes por su alta dosis de betacaroteno, vitamina C y minerales, aporta fibra, pero sobre todo la enzima digestiva de las proteínas o papaína, se usa en el campo médico en algunas medicinas para evitar la trombosis. Además evita la mala digestión, los gases, las flatulencias, las diarreas, el colon irritable, la cistitis ulcerosa, afecciones arteriales venosas, edemas, lesiones deportivas, enfermedades reumáticas. La papaya puede emplearse en cataplasmas en caso de lesiones deportivas como los esguinces, golpes, traumatismo. Se consume simplemente como una fruta después de quitarle la semilla y la cáscara o también en batidos, que son las delicias de los niños y de aquellas personas con problemas gastrointestinales.

Manzana

Usted habrá escuchado el viejo refrán *con una manzana al día del médico te librarías*. Si bien la manzana tiene muy buenos aportes nutricionales, tampoco es el único elemento que aporta estos nutrientes ya que otras frutas y verduras también lo contienen. Se recomienda la manzana por ser baja en sodio pero alta en potasio, en calcio, en magnesio, en fósforo, algo de hierro, provitamina A, vitaminas B_1 y B_2, niacina y vitamina C, y baja en calorías. Como vemos todas estas propiedades hacen de esta fruta algo muy completo, y en estudios se ha podido demostrar que ha tenido mucho éxito en casos de gastroenteritis; comiendo solamente manzana rayada, al cabo de unos días, se ha notado la diferencia ante esa enfermedad. También se ha demostrado que contra la disentería o paratifus, una manzana rayada cada dos horas, sin pelar, pudiera ayudar a este tipo de problemas; ello ha dado buenos resultados para la retención de líquidos en el cuerpo ya que la manzana tiene gran capacidad de absorción. Actúa también como un limpiador del intestino, evitando las diarreas infantiles. La manzana además aporta la peptina en su piel, que suministrada en forma de sulfato, favorece la coagulación de la sangre, por lo tanto ha dado muy buen resultado en el caso de la hemofilia, que es la afección de aquellas personas que padecen de hemorragias incontenibles.

La manzana se puede utilizar sin inconvenientes en caso de gota, reumatismo, enfermedades de hígado y riñón, hipertensión, trastornos cardíacos y erupciones cutáneas. Se puede consumir rallada cruda, entera, con piel después de ser bien lavada o en batidos u horneadas. Hay una gran variedad de manzanas pero sin excepción todas califican como un nutriente muy valioso para niños y personas con problemas de salud.

El limón

Además de su valioso contenido en vitamina C, contiene calcio, fósforo, hierro, sodio, potasio, magnesio, cobre, azufre, cloro, vitaminas A, B_1 y B_2 y niacina. Como vemos el limón es una buena fuente nutricional, pero la acidez hace que las personas lo consuman con moderación, cuando debería ser todo lo contrario. El zumo del limón mezclado con agua para hacer una limonada a la cual se le puede agregar azúcar ya que los niños particularmente rechazan los sabores ácidos, éste debería ser uno de los refresco, que debería existir en los hogares, pues esto ayudaría a prevenir los catarros, infecciones de distintas naturalezas, manteniendo la salud estable tanto de un niño como de un adulto.

Se han hecho estudios donde se ha demostrado que es beneficioso en caso de reumatismo, gota, flebitis, hemorroides, varices, trombosis, embolia, hipertensión. Como vemos el limón es un valioso bacterizida natural sin efectos secundarios. Se pueden tratar problemas de la garganta en gárgaras juntamente con una cucharadita con sal y agua tibia. Los gargarismos cada dos horas contribuyen a desaparecer esas molestias evitando de este modo el consumo masivo de antibióticos. En estados febriles, el caldo de pollo con zumo de limón es un remedio eficaz y seguro, al igual que el té de manzanilla con limón, pues actúa éste como desinflamante.

En los casos de acné, aplicados sobre las erupciones cutáneas, también contribuyen a secar este tipo de infección. Consumir limón diario es una buena receta preventiva.

Maní o cacahuate

Es una leguminosa muy apreciada, ya sea por sus pepitas tostadas, o bien, hecha la mantequilla de maní, muy consumida por los europeos especialmente. El maní tiene propiedades que ayudan a prevenir enfermedades metabólicas y también a prevenir el cáncer.

Hay estudios que han demostrado que puede ayudar enormemente al corazón, pues sus ácidos grasos saturados e insaturados penetran y lubrican las arterias coronarias. Es una buena fuente de proteínas, de calcio, de magnesio, de fósforo, de hierro, de vitaminas A, B1 y B2 y niacina. Cada 100 gramos tienen unas 600 calorías, por eso se recomienda en dietas para aumentar de peso y consumirlo moderadamente en los casos que quieran perder peso. Hay otros estudios que han demostrado que ejercen una acción terapéutica y profiláctica en la enfermedad de la hemofilia A. En estos casos hay una deficiencia de la coagulación en la sangre, y el maní contribuye en buena manera a una buena coagulación sanguínea. El maní o mantequilla de maní es muy recomendado para niños inapetentes por su alto valor proteico y calórico. Dos o 3 cucharaditas de maní untadas en una tostada y 1 vaso de leche a un niño de edad escolar le va a ser muy beneficioso y de gran rendimiento.

Nueces

Al igual que el maní, con sus propiedades como fuente de proteínas y grasa es muy recomendado especialmente en dietas vegetarianas. Su valor nutritivo es considerado mayor que el de la carne de vaca. Además de proteínas y grasas, contiene potasio, magnesio, fósforo, hierro, vitaminas A, B_1 y B_2, niacina y vitamina C. Cada 100 gramos de nueces tiene aproximadamente unas 700 calorías. Son ideales para enfermos del riñón, para los diabéticos, para los hipoglucémicos, sin embargo para las personas que estén a dieta para pérdida de peso no se recomienda. A los convalecientes y enfermos se les puede dar algunas nueces al día, en batidos con leche y otros frutos. Los niños pueden consumirlas de esta manera más fácilmente, tanto las pastas como los dulces a los que se agrega las nueces aportan un buen componente nutricional. Su valor calórico es muy bueno para los niños especialmente en edades de crecimientos o niños que están practicando o desarrollando actividades fuertes como gimnastas.

Semillas de girasol

Son bien conocidas sus propiedades en sus valiosos aceites como fuente de vitaminas B_1 y E; el aporte de ácido linoleico o vitamina E, tocoferol, es muy valioso tanto para el adulto como para el niño pues puede prevenir la trombosis, mejorando el rendimiento de las tiroides. Es también un poderoso antioxidante, su componente en provitamina A; nos protege a su vez de los ácidos grasos o instuarados además de aportarnos vitaminas C y K. El aceite de girasol puede consumirse ya sea en ensaladas o en las papillas que se le da al bebé, es barato y bueno para la salud, tiene un buen elevado complejo de vitaminas B_1, B_2 y D y algo de calcio. Es una buena fuente de energía, dando saludable resultado a aquellos que practican deportes fuertes. Se recomienda también en caso de enfermedades cutáneas como dermatitis, la costra láctea

que se le forma a los bebés, dolencias de hígado y vesículas, la diabetes, la epilepsia y también en afecciones tumorales.

Los bebés con la eccema cutánea, la llamada también costra láctea, se puede untar con este valioso aceite permitiendo el mejor desprendimiento de ellas. Otra de las propiedades que se le atribuyen a las semillas de girasol es que: 100 gramos de semillas en 1 litro de leche pasado por la licuadora y tomados durante el día sin consumir otros alimentos pesados pero sí permitidos como la calabaza, las papas y la zanahoria, haciendo un puré con ellas, agregándole el aceite de girasol y tomando 6 vasos de leche aproximadamente, que es el resultado de un litro de leche con 100 gramos de pepitas de girasol, ayudarán a una buena función intestinal y a eliminar ciertos parásitos como la lombriz solitaria. En caso de estreñimiento se recomienda tomar dependiendo de la edad de 1 a 2 cucharadas de aceite de girasol lejos de las comidas, seguidas de 1 vaso de agua con un limón exprimido; es una buen ayuda para lubricar el intestino y a su vez ayuda a fortalecer los vasos y capilares sanguíneos.

Acelga

Es una de las verduras más apropiadas, tanto para niños como para adultos. Esta suele emplearse al igual que las espinacas con su poder nutritivo regulando el metabolismo y el sistema nervioso, especialmente indicada para hemorroides, por su suave efecto laxante. Hay platos deliciosos que pueden hacerse con la acelga.

Hervirla por unos pocos minutos con papas y saltarlas en aceite de oliva y ajo. Es un plato bien apreciado aún para el paladar más exigente. Contiene fósforo, hierro, magnesio, calcio, potasio, vitaminas A, B_1 y B_2, vitamina C, vitamina E, y cada 100 gramos tiene muy pocas calorías, unas 23. Como vemos es un alimento rico en nutrientes, bajo en calorías y recomendado para estómagos delicados y problemas gastrointestinales.

Espinacas

Al igual que las acelgas, esta rica hortaliza nos aporta calcio, fósforo, azufre, hierro, magnesio, potasio, vitaminas A, B_1, B_2 y B_6, niacina, vitamina C y vitamina E y es muy baja en calorías. Cada 100 gramos tiene aproximadamente unas 23 calorías. Es muy recomendada en casos de anemia, siempre y cuando se consuma cruda, es donde su mejor valor nutricional contiene, o si se va a hervir no puede hacerse por más de 2 o 3 minutos. Su verde brillante es debido a la cantidad de clorofila, muy necesaria también para la salud. Además, están presente aminoácidos en las hojas más jóvenes y se puede consumir perfectamente en ensaladas o salteadas con un poco de aceite de oliva y ajo, y es deliciosa. Para los niños muy pequeños se recomienda pasarla por la licuadora con un poquito de caldo de pollo y dársela en forma de crema, a la que se le puede agregar una cucharada de queso crema. Es recomendada además de la anemia, en casos de eccemas, constipación, estreñimiento, disfunción del hígado y páncreas. Como podemos apreciar es un rico alimento valioso por sus componentes y recomendado muy especialmente para los niños.

Afecciones comunes tratadas naturalmente

Acné

Lavar tres veces al día la cara o áreas en que se manifiestan los puntos sebáceos o infecciosos. Desinfectar con alcohol borricado y aplicar leche de magnesia, o alguna crema con antibióticos o la pulpa de sábila varias veces al día.

Anemia

Medio vaso de jugo de espinaca mezclado con un vaso de jugo de zanahoria y un vaso de jugo de naranja. Esta mezcla se puede tomar varias veces al día. Tomándose 2 cucharadas de melado de caña por día que se mezclan con jugos de frutas o vegetales.

Anginas

Varias veces al día, cápsulas de própolis y echinácea o hacer un jarabe de jugo de limón, 1 vaso con 10 cucharadas de miel, entibiarlo y tomarlo cada 20 o 30 minutos (1 cucharada).

Asma

Cápsulas de própolis o echinácea varias veces al día, vitamina C, vitamina A, jalea real o el jugo de 1 cebolla con igual cantidad de miel (mezclar y tomar 1 cucharada cada hora).

Colitis, diarreas

Estas pueden estar causadas por alimentos o por virus; si va acompañada de fiebre, consultar con el medico, en caso contrario tendremos recursos como (1) Manzana rallada, fresca, varias veces al día. (2) En una sartén a que se le agregarán 1 cucharada de aceite de girasol o de maní, freír de 6 a 8 cucharadas de arroz hasta que estén doraditas, verterlos en una cacerola con 2 a 4 tazas de agua, colar y dar de beber esta agua constantemente. (3) Tés de jengibre cada media hora. (4) Consumir plátano, arroz, puré de manzana, pan tostado y también hervir en el té un diente de ajo. Tomándose varias veces por día.

Estreñimiento

La falta de fibras puede ocasionar estreñimiento. En ese caso se recomiendan las ciruelas pasas en su jugo, lo cual se obtiene hirviendo de 8 a 10 ciruelas en 2 tazas rasas de agua y se darán en forma de compota con su jugo.

Los jugos naturales, como son las naranjas, los batidos de fruta bomba, también llamado lechosa, y las frutas enteras que se puedan consumir con su cáscara, como son la pera, melocotones, uvas y ciruelas y los cereales integrales pueden contribuir a una mejor evacuación. Otra ayuda la pueden encontrar en 1 cucharadita de aceite de girasol 2 veces al día mezcladas en una limonada.

Fiebre

Pueden ser muchos los factores que causen fiebre, pero mientras tanto podemos ayudar a un niño con fiebre, colocándolo en la tina con agua tibia y frotándolo con una esponja por unos 15 o 20 minutos, esto ayudará a disminuir la fiebre. Darle agua con limón todo el tiempo o té de manzanilla para evitar la deshidratación. Evitar las aspirinas. Si continúa la fiebre por más de un día consultar con el médico. Mantener al niño con comidas suaves como caldos o purés y vigilar la temperatura del cuerpo. Se puede aplicar compresas frías en la cabeza.

Gripe

Generalmente la gripe se manifiesta con malestares como escalofríos, fiebre alta, sudoración. Los escalofríos son el resultado que el cuerpo le dice al cerebro que aumente la temperatura. Al elevar la temperatura el cuerpo tiene escalofríos con sacudidas. Es algo así como un ejercicio forzado en el cual el cuerpo entra en el calor necesario para aumentar la temperatura hasta el punto que establece el cerebro. Después de esto puede seguirle el ciclo de sudar profusamente y en la evaporación de este sudor el cuerpo se enfría. Estos ciclos son bastante normales y es importante que no se interfieran con aspirina. Muchos médicos están en desacuerdo en darle medicamentos para bajar la fiebre ya que hay estudios que señalan que hay un vínculo entre la aspirina y el síndrome de Reye que es un padecimiento bien serio en los niños en lo que pueden verse involucrados y afectados el cerebro y el hígado.

Descanso nocturno

Los únicos que no respetan el sueño nocturno porque no diferencian el día de la noche, son los niños. Su único lenguaje, el llanto, es el que les permite comunicarse con sus padres y generalmente es el anuncio de: "tengo hambre", "quiero comer". También el llanto persistente nocturno puede deberse a otros problemas, como son los malestares estomacales provocados por los gases. En este caso se podrá dar algo de un biberón con té de anís estrellado. A mediada que pasan los meses, las horas nocturnas del sueño se irán prolongando; esto generalmente sucede después del cuarto mes de vida de un bebé. Hay que tratar muchas veces de enseñar a los bebés a aprender esta habilidad del sueño nocturno y esto require un horario metódico y rutinario que poco a poco se lo va preparando dándole el baño y comidas en los mismos horarios.

Dolor de garganta

Si su niño es mayor de 5 años hay atomizadores que pueden aliviar el dolor de garganta que no requieren receta médica. También puede ofrecerle agua con sal y limón, el agua un poco tibia, para hacer gárgaras. Si el niño tiene más de 5 años, otra opción son pastillas especiales para el dolor de garganta. No se recomienda en el caso de niños pequeños, pero si hay paletas de caramelo (pirulís) a base de vitamina C, pueden ayudarlo, al igual que en partes iguales una mezcla de limón y miel y darle cada tanto 1 cucharadita pequeña.

Hidratación líquida

Cuando hay fiebre alta se pierden muchos fluidos del cuerpo, especialmente si los niños son pequeños y vomitan acompañado con diarrea.

A los niños al igual que a los adultos es aconsejable tomar cosas que nos gusten como el té frío con limón con un poco de miel, recordando siempre que no tengan un sabor muy fuerte y tanto el olor como el sabor que sea ligero. Lo más recomendable es la limonada con miel, que se puede hacer también hirviendo en $1/2$ galón de agua o 1 litro de agua poniéndole una bolsita de té de manzanilla. Si el niño continúa con vómitos, diarrea y fiebre muy elevada es importante que vea a su pediatra. Nunca cese de darle líquido aunque sea por cucharadita a cada rato y cada vez que le pida líquido.

Ritual del sueño

Es importante darle un baño al bebé antes de ponerlo a dormir para que esté más confortable. El sentirse limpio mejorará la situación de incomodidad en cualquier bebé, al igual que su última comida sea lo más tarde posible para que así sienta su apetito satisfecho. Colóquelo en su cuna y déjelo ahí cómodamente. El sueño es necesario y biológico y genéticamente diseñado. Lo importante es que su ciclo sea ininterrumpido por lo menos 6 horas corridas; después de ese período, partiendo del cuarto mes de nacido, este ciclo se va a ir prolongando en la medida que el niño crezca. Los niños necesitan estar en contacto con algo que les ofrezca seguridad, como un muñeco de peluche o una música suave o el chupete que puede ser un buen acompañante. Hay que tener cuidado con este último, ya que si no está bien diseñado, puede ocasionarle deformación en el paladar, ocasionándole luego trastornos en su dentición a los que nos hemos referido anteriormente.

Hay estudios que demuestran que los bebés suelen utilizar mecanismos para controlar a los adultos. Si un bebé está limpio y satisfecho por la comida y usted sabe que no tiene ningún problema de salud, pero llora, y sin embargo, al estar en los brazos se tranquiliza, ésta es una situación a la que usted debe ponerle control. Déjelo en

107

la cuna, dele su osito de peluche o su chupete e no le haga caso por unos minutos, hasta que se tranquilice. A veces es difícil para los padres, resistir el llanto de un bebé, pero usted tiene que entender que esto le va a ayudar en el futuro a que el niño sepa cuándo es su hora de dormir, y esto también permitirá que su reloj biológico, que todos tenemos dentro de nosotros, regule el horario del sueño.

Muchos padres optan por el método de acompañar a sus niños en la hora de descanso, cantándoles una canción, rezándoles, haciéndoles cuentos o leyéndoles alguna revista o historia. Aunque el niño no hable, él entiende y aprecia la compañía. Este tipo de apoyo hace sentir al niño más querido y además, sentirse más seguro y relajado. En muchas ocasiones los padres utilizan como castigo el ir a la cama. Con el tiempo creará en ese niño una asociación psicológica de castigo en el cual el sueño será su enemigo, y lo que va a lograr, es interferir su fase de sueño normal, asociándola con algo malo.

A ningún niño menor de 1 año de edad, se le deberían permitir bebidas gaseosas con cafeína como son las colas. Estas pueden ser un estimulante fatal a la hora del sueño. Para evitar el consumo de este tipo de bebidas, no se deben llevar al hogar; son preferibles los jugos frescos y naturales.

Éstrés: preocupación en los niños

Lamentablemente una gran mayoría de niños padecen de estrés. No crea usted que éste es un problema de los adultos, por eso es importante que en el hogar se trate de disfrutar un clima de armonía y de paz, evitando las voces altas, las discusiones o peleas y el mal trato, que a veces involucran a los niños, por culpa de las tensiones familiares, y pueden crear serios trastornos futuros, cuando sea adulto.

El niño debe sentirse amado y protegido por sus padres en todo momento, pero no por eso anularle la oportunidad de su desarrollo y su independencia como ser humano. Ellos tienen el derecho de aprender a sortear dificultades desde que comienzan a caminar y a saber dónde están los peligros para evitar males mayores. El niño debe saber que un cuchillo corta, que el fuego de una hornalla encendida quema, que los huecos de un enchufe de electricidad pueden ocasionarle una descarga eléctrica, que en una piscina puede ahogarse, que si se cae de cierta altura puede fracturarse un hueso, que cualquier elemento punzante puede herirlo, que tomar cualquier bebida que no sea dada por los padres puede envenenarlo, que tomar medicinas que toman la madre o el padre puede dañarlo. Todas estas advertencias y más, se le deben dar en una explicación clara, que ya entiende del año y medio en adelante. Nosotros los adultos sabemos que la tensión puede acompañarnos en distintos momentos y podemos transmitirla, pero un niño no sabe expresar el temor y el miedo, por eso es importante la observación de los padres, analizando cada gesto para entender el significado. Las reacciones ante la tensión pueden ser variadas y diferentes, como vómitos, dolores de estómago, diarrea, dolor de cabeza, chuparse el dedo, morderse las uñas, despellejarse los pies, arrancarse los pelos. Si usted nota algunos de estos síntomas, pueden ser causados también por el estrés, el nerviosismo y la inseguridad. Si nota que su niño desde la edad de 2 años, evita tener amigos o es introvertido, éste es un síntoma que nos demuestra que está pasando por un estado de depresión. Muchas veces también se pueden manifestar con rabietas fuera de control, comportamientos extraños, falta de apetito, falta de sueño; en ocasiones también puede haber tics nerviosos, y estos tics pueden ser el parpadeo frecuente o el movimiento involuntario de algún gesto facial. Para un niño puede significar una tensión extra, al quedar al cuidado de otras personas que no sean sus padres, sobre todo en la edad en la que van a la escuela o al preescolar. Si esto sucede trate de asociar a su niño con el resto de los niños del grupo, que tengan más o menos la misma edad, para que se identifique con los demás. Quédese un instante observándolo, hasta que aprenda a socializar con el resto de los compañeros del preescolar, háblele diciéndole que él no está solo, que usted va a estar afuera esperando por él. Esto lo ayudará a sentirse seguro. Recuérdele el horario que tiene que estar en la escuela, junto con los demás niños jugando, que esto va a ser un buen pasatiempo para él. Al tener más amigos, si usted nota que su niño está haciendo un esfuerzo por acomodarse a ese nuevo medio ambiente, refuércelo con un premio verbal felicitándolo, haciéndole ver que él es un niño inteligente, bueno y lindo; de esta manera ayudará a crear en él la seguridad que le falta.

Enseñe a su hijo a ser sociable

Desde la primera infancia es importante que esté con parientes y amigos, especialmente si tienen un niño de la edad de su hijo. Participe en juegos en los que su niño se sienta envuelto. Esto ayudará a que su niño aprenda a vivir y a rodearse y a tratar con otras personas. Para un niño, las grandes reuniones pueden ser aterradoras. Si a usted lo invitan a un lugar nuevo en el que el niño no esté familiarizado, llévelo de la mano para que se sienta seguro y trate de integrar a su niño a grupos de niños que ya estén allí, en ese momento. Pregunte el nombre de los demás para que su hijo se sienta identificado y a su vez, él diga su nombre.

En ocasiones especiales, un niño puede sentirse tímido e inseguro, pero el hecho de que usted esté compartiendo ese momento, le dará la confianza que necesita. Permita que su niño hable. Si usted se encuentra en su casa, en medio de las tareas y por muy ocupada que esté cuando su hijo quiere decirle algo, escúchelo. No hay nada más importante para un niño que ser escuchado, esto afianza su seguridad personal, al hacerlo sentirá importante y valiosa su inquietud, así creará usted un adulto mentalmente sano. Aprenda a escuchar para reconocer sus sentimientos, ayúdelo cuando crea que no es conveniente algo, y hágale saber por qué. Cuando haga o diga algo bien hecho, reconózcaselo, dígale que se siente orgullosa de él o de ella. El elogio es valioso para un niño, pues él está aprendiendo a vivir en un mundo de adultos.

Compartir experiencias con el niño

Los niños necesitan compartir sus experiencias y qué mejor que con sus padres. Todos los cuentos e historias que su niño quiera contarle, ayudarán a que no se sientan tímidos ni inseguros. Su niño tiene que aprender, que no todas las experiencias son buenas, que aunque él cometa de vez en cuando errores, es parte del aprendizaje de la vida, pero que por esta razón él no es menos, ni vale menos, ni es tonto. Entender que no somos perfectos, es muy valioso para un niño, y también entender que se debe poner el mayor de los esfuerzos en hacer las cosas bien; si a veces no salen como se pretenden, no por eso fracasamos. Es una lección que nos permite mejorar en la próxima prueba que tengamos semejante a ésta.

$\mathcal{L}$os cambios drásticos

Estos pueden llegar a afectar a un niño, como son mudarse, cambiar de escuela o el divorcio de los padres. Hablar de lo que va a suceder y de los cambios, permitirá a su niño aceptar mejor esta variante en su vida. Esos cambios bruscos pueden crear serias tensiones y depresiones, pero si nosotros los adultos le advertimos con tiempo de esos cambios, ellos estarán preparados y lo tomarán como algo más natural. Si por ejemplo usted va a cambiar de casa, antes de mudarse, si es posible, trate de ver el nuevo barrio al que se va a mudar, visitando las plazas y los centros comerciales que le hagan ver los beneficios del cambio. Del mismo modo con la escuela, enséñele la oportunidad de contactarse con nuevos amigos o amigas, y en el peor de los casos, cuando ocurre una separación como el divorcio, explíquele también que ustedes decidieron separarse, pero que no significa que no se van a ver. La única diferencia que va a existir ahora, es que en vez de verse diariamente, será 2 o 3 veces a la semana o de acuerdo con el tiempo establecido entre los padres. Esto dará un poquito más de confort y seguridad al niño, pues sabrá a qué atenerse y entenderá mejor su futuro.

Si nota un comportamiento raro en su niño, no dude en consultar un especialista en psicología, ya que hay momentos en la vida que nuestros propios problemas, unidos a los de nuestros hijos, no nos permite ver la salida de manera más aconsejable. Una tercera persona especializada en estos casos es lo mejor para pedir ayuda, éstas suelen ser muy eficaces y nos quitarán también una duda ante nuestra actitud y decisión en momentos difíciles de la vida. Una ayuda apropiada puede disipar muchas nubes y también tormentas. Es normal que cambios drásticos produzcan confusión, tensión y depresión, y que esto a su vez lo transmitamos a nuestros niños.

Entretenimiento saludable

El entretenimiento variado es muy saludable para un niño, averigüe en su comunidad si disponen de áreas de recreación como parques, piscinas, canchas de tenis, teatros infantiles, escuelas vacacionales y de otras actividades que puedan llegar a despertar interés en su niño.

Las artes en su gran variedad pueden ser un buen aliciente, como pintar o tocar algún instrumento musical, como guitarra o piano o flauta. Son vocaciones que pueden despertar a través de una guía correcta. Ese tipo de ayuda despertará en su niño un interés especial, aliviándole las cargas emocionales que lo angustian. Lo más interesante de esto es la participación de los padres en todo lo posible. Aliente a su niño si nota alguna vocación especial para su buen desarrollo psicológico y social. Cuando un niño está envuelto en actividades sanas, es muy difícil que busque entretenimientos poco recomendables.

Otro factor importante es ayudarlo a buscar los caminos que lo conduzcan hacia una fe positiva y una conducta moral que rige el universo y que es Dios. La fe obra milagros y ésta se debe inculcar desde la primera infancia.

La televisión... ¿amiga o enemiga?

Muchos padres sientan a sus niños desde edades muy tempranas frente al televisor para que se entretengan con los dibujitos animados, y no es que esto esté mal, si se hace con moderación y en determinadas horas. Pero para ciertos padres ésta es la única distracción y educación que reciben sus niños. Es lamentable ver que a esos niños se le está haciendo un daño muy grande, ya que este método de entretenimiento no contribuye en su desarrollo intelectual ni creativo.

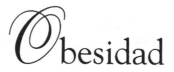besidad

¿Qué hacer?...¿a quién no le gusta un bebé gordito y lleno de rollos?, claro, mientras es bebé, pero en la medida que va creciendo y esa grasita permanece en áreas poco deseables, comienza a ser un problema. Especialmente en la primera edad preescolar, los niños suelen ser poco diplomáticos y por ser tan honestos y sinceros pueden resultar crueles. Si usted no quiere que su hijo sufra las consecuencias de la obesidad, comience temprano a corregir ciertos malos hábitos alimenticios. Muchas veces es el resultado también de la genética, que es responsable y determinante en el tipo de físico que va a desarrollarse en el futuro. También puede ser un desorden hormonal, que puede detectarse a través de un examen clínico que determinará su médico.

¿Puede llegar a superar esta fase de gordura infantil, su niño?

Si después del cuarto año de vida crece normalmente, pero la gordura sigue instalada, es recomendable que consulte con su médico con respecto a ese problema. Esforzar a un niño a una dieta puede significar muchas cosas, ya que la alimentación de él debe ser lo más completa posible, pues su proceso de crecimiento le exige una cantidad adecuada y variada de alimentos. Esto pudiera ser también un arma de doble filo, ya que estas interferencias ocasionan el escape de ciertas comidas, provocan que las coman detrás de usted cuando no lo vea.

Los desórdenes en la alimentación como son la bulimia y la anorexia pueden sobrevenir en un niño a que se le ha exigido la pérdida de sobrepeso y ha creado un trastorno psicológico y físico que va a afectar seriamente a su salud. Lo más importante que los médicos suelen recomendar es que la pérdida de sobrepeso no se trate como si fuera una maratón, que el que llega primero gana el premio, sino como una medida adecuada y saludable para ganar salud y una buena figura.

El sobrepeso que se pierde rápidamente se ganará rápidamente al menor descuido. No bromee con el sobrepeso de sus niños. Esto lo único que logrará, es disminuir su autoestima y respeto de sí mismo. Si su hijo o hija estuvieran preocupados por el sobrepeso, toque el tema; en caso contrario no los angustie con la carga que puedan ya sentir por el sobrepeso. Hay veces que el sobrepeso pesa más en la mente que en físico; por lo tanto es importante enseñar al niño o niña a amar su cuerpo, explicándole que en la medida que vaya creciendo va a ir estilizando su figura. Esto aliviará la tensión que se ha creado con el sobrepeso.

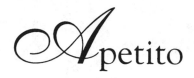

Apetito

Generalmente el niño no tiene apetito cuando se siente enfermo, pero si ya el vómito, el dolor de cabeza y otras molestias se han aligerado, puede ofrecerle galletas integrales, alguna fruta que apetezca, algo de leche si le pide, o caldo de pollo, al cual se le agregará limón. También para hacerlo un poquito más espeso puede agregarle unas cucharadas de avena.

Adicción a los juegos de vídeo

Millones de niños hoy están frente a la pantalla de un televisor jugando vídeos, y en esto los padres deben poner atención acerca del tipo de juegos que les pueden permitir, ya que la violencia es uno de los problemas que más confrontan los niños y esto traerá problemas en el futuro, porque supondrá que ella es parte de la vida; y si además a esto le sumamos muchas veces la violencia familiar y callejera, puede llegar a ser tan nocivo para la salud de su hijo que lo afectará en la edad adulta. Si su hijo descuida las tareas escolares y usted lo llama para invitarlo a almorzar o a cenar y él prefiere seguir sentado frente a las pantallas jugando vídeo, o si antes de ir a jugar con sus amigos o practicar un deporte o compartir reuniones familiares, prefiere permanecer ahí, es posible que su hijo sea un adicto a este tipo de juegos, y esto es algo así como aquel que toma un vaso de vino para la digestión o el que toma la botella para emborracharse. La adicción de los niños al juego de vídeo debe ser un serio llamado de atención para los padres, y eso lo explican los especialistas que señalan que jugar al vídeo puede ser muy aconsejable, pero también un escape para problemas delicados en el

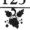

hogar o en la escuela. Muchas veces, cuando esto ocurre, el niño necesita terapia, pero igualmente los padres y familiares que lo rodean, para orientar a ese niño.

Un niño adicto puede presentar un cuadro de trance mientras juega, y esto se manifiesta cuando usted observa que él no pone límites al juego, se resiste a dejarlo y está tan concentrado que no escucha, ni sabe lo que sucede a su alrededor. Ante esta situación, su niño necesita ayuda profesional especializada. Es bueno que los niños aprendan altas tecnologías en etapas tempranas ya que al paso que va este mundo, tenemos que ponernos al día con ellas, pero hay que fijar límites, y para esto es conveniente algún incentivo para que se gane el privilegio de jugar, como por ejemplo, terminar las tareas del colegio, ayudar a arreglar su cuarto, sacar buenas notas en las que ha salido flojo, llevarlo al cine o comprarle algo que pida dentro de los límites aceptables. Usted debe poner horario de límites, como por ejemplo, cierto número de horas a la semana. Los profesionales sugieren que, después de estar jugando por más de una hora, se debe llamar la atención del niño para que participe de otros entretenimientos o tareas, explicándole que esto es un descanso para los ojos y los músculos cansados. Juegue usted con él, participe, y mientras juega, hable con su hijo, y si es algo educativo explíquele cuál es la enseñanza que le deja; además, esta experiencia compartida es muy saludable para que sepa que ni aún en el juego está solo. Cuando usted, padre, vaya a comprarle un juego de computación, asegúrese que sea el más adecuado para su edad para que él pueda entenderlo. No le compre a un niño de cuatro años algo que es para un niño de quince. Estos errores afectan con el tiempo. Los niños cuando aprenden a jugar vídeo y éste es educativo, puede ayudarlos a sentirse inteligentes y poderosos y es un aprendizaje a la vez, especialmente en aquellos tipos de juegos que requieren sentido común e inteligencia, más que fuerza, como en el caso de los juegos de ajedrez o de matemáticas, así como de otro tipo de juegos que obliguen al niño a usar su inteligencia.

Si por el contrario a su hijo le gustan los juegos de pelota o competitivos, llévelo también a ver la realidad, a los estadios donde haya este tipo de competencia, para que vea que requiere esfuerzo, habilidad e inteligencia, y esto también lo ayudará a contar con usted también en esta parte tan importante de su desarrollo.

Hemorragias nasales

Este tipo de hemorragias puede ser debido a un golpe accidental en la nariz o el resultado de introducirse los dedos en la nariz y lastimarse con la uña. En primer lugar si usted ve sangrar profusamente la nariz de su niño no se desespere, calme al niño también y ofrézcale su ayuda. Hay productos en el mercado de venta libre que son vaso-constrictores y descongestionantes. Esto puede ayudar a que los vasitos se cierren más rápidamente aplicándole unas gotas en la nariz. Pruebe también presionando en la parte blanda de la nariz cerrándola con firmeza durante unos 10 a 15 minutos, esto puede contribuir a que los vasitos coagulen y a que se detenga de esta manera el flujo sanguíneo, pero asegúrese que el niño no se está tragando la sangre, pues esto va a ocasionar un vómito posterior. Si después de 10 o 15 minutos la hemorragia no paró siga presionando con un pañuelo en la nariz, manteniendo al niño siempre sentado en sus piernas y dándole el apoyo que necesita. Si ha parado de sangrar oblíguelo a que se quede quieto por ese día. Tampoco permita que se frote o suene la nariz.

Humedecedor de ambiente

El aire acondicionado y la calefacción suelen secar demasiado el ambiente y un vaporizador puede ayudar mucho en estos casos. Para esto puede hacerlo a través de una simple cacerola con agua en la hornalla permitiendo que el vapor inunde la casa. Otro recurso es la solución salina que puede conseguir de venta libre en las farmacias, pero puede prepararlo usted también en su hogar con $1/4$ de cucharadita de sal para una taza de agua caliente previamente hervida. Aplicarla con un atomizador nasal en desuso. Esta no dura más de 3 días, por lo tanto debe ser renovada. Otro recurso para proteger las fosas nasales es con mucha delicadeza, untar con un poquito de vaselina (Vaseline®).

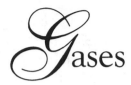

Gases

Los bebés suelen tener más gases de lo normal, aunque los padres también los padecen. Los gases son comunes en el ser humano, estos pueden ser causados por el aire que se traga al alimentarse o la habilidad que tiene el organismo de asimilar los alimentos. Los gases suelen ser muy incómodos si no se pueden eliminar eructándolos normalmente. En los primeros meses de vida suele ser muy incómodo y ocasionar muchas molestias tanto al bebé como a los padres. Si un niño se queja constantemente de gases y lo manifiesta puede ser debido al tipo de alimentación y los padres deben observar cuáles han sido sus alimentos. Para los bebés tenemos recursos naturales como el anís estrellado o la manzanilla. Los tés de estas dos hierbas pueden darse en cucharaditas varias veces al día dependiendo de la edad del bebé. Un factor bastante determinado de los gases en el bebé es la alergia a la leche. El cambio de la leche o de los alimentos puede ayudar a mejorar este trastorno común. A los niños mayores pueden también darle gases algunos alimentos, especialmente los vegetales, los cereales y los derivados de la leche. Hay que ser un minucioso observador y ver cuál de estos alimentos le provoca gases, ya que se notan al poco rato de haberlos consumido. Los frijoles secos pueden ocasionar gases. Hay enzimas de venta en las farmacias sin receta que pueden prevenir el gas; usted puede consultar con su farmacéutico. Lo más importante es enseñarle a sus niños a comer despacio masticando bien.

$\mathscr{L}$ombrices o parásitos

Aunque las lombrices o parásitos pueden ser prevalentes, sin embargo es una afección que puede estar en un 20 o 30 por ciento de los niños que la adquieran. Los huevos infecciosos microscópicos se pueden transmitir de una persona a otra muy fácilmente. Estos parásitos se alojan en el intestino grueso y en la noche o temprano por la mañana las lombrices viajan a través de la abertura anal y depositan sus huevos en zonas circundantes. Si el niño se rasca la zona porque siente picazón, lo más normal es que los huevos queden en sus manos y especialmente debajo de las uñas; es por eso por lo que es tan importante el lavado de las manos y el cepillado de las uñas después de haber evacuado el intestino. A los niños mayores de 3 años se les puede enseñar estas técnicas de higiene básica contribuyendo para que no transmitan este problema a otros familiares. Si no se lavan las manos, estos huevecillos de lombriz quedarán en todo lo que toquen incluyendo juguetes, utensilios y ropa. Hay tratamientos recomendados por los médicos a base de **Mebendazol**, y no requieren receta médica, pero usted puede consultar con su farmacéutico o consultar con su médico. Tenemos recursos naturales como el ajo. Un diente de ajo por la noche al irse a dormir y otro por la mañana, el que puede machacar con un poco de aceite de oliva, untar en un pan tostado un poquito con queso y dárselo a su niño. Otro recurso natural es la cebolla. La cebolla junto con el ajo son ideales para tratar este tipo de afecciones.

Si de esta manera no le gusta, puede hervir dos cabecitas de ajo machacadas en media taza de agua y dársela de beber o mezclada con algún jugo. Dos veces al día es suficiente. Si al cabo de una semana usted nota que no ha habido cambios, entonces consulte con su médico. Otro detalle sumamente importante es el lavado de la ropa interior. En el lavado se debe incluir un buen jabón, agua caliente y cloro para desinfectar, y si es posible, después de lavada la ropa, plancharla.

Verrugas

Las verrugas se pueden manifestar en distintas partes del cuerpo, como son las manos, los pies o el cuello. Algunas suelen ser muy molestas como son las de las plantas del pie, pues al caminar resultan dolorosas. Antes de tratarlas, consulte con su médico para estar seguro que son inofensivas. Generalmente las verrugas se van de la misma manera en que vienen porque son virales, y lo más importante de todo es levantar el sistema inmunológico tomando vitaminas como la A, E, el complejo B y un aminoácido llamado lisina. Este aminoácido previene las verrugas y actúa directamente defendiendo la piel, evitando de esa manera la mayoría de los ataques virales. Las verrugas pueden durar días, meses y hasta años y hay veces que desaparecen de la misma manera en que aparecieron, inesperadamente.

Hay productos en el mercado de venta libre a base de ácido salicílico que puede venir en distintas concentraciones. Para los niños pequeños de 2 a 4 años, esta concentración no debe superar el 15 por ciento. Estos productos que vienen en líquido se deben aplicar exclusivamente en la verruga y no tocar el área circundante. Para evitar esto, cubrir el área que circunda la verruga con aceite mineral. Lo importante es impedir que ésta se difunda, y para ello se puede utilizar el alcohol borricado que usted mismo puede preparar: en 8 onzas de alcohol, agregar 1 cucharadita de ácido bórico, sacudirlo bien y aplicarlo varias veces al día en el área afectada. Otro procedimiento que ha dado buen resultado es el yodo, y uno muy antiguo, usado por mi abuela, es la papa. Cortar unas lajas de papa, aplicarlas sobre la verruga y dejarlas por un día entero. Otro remedio casero muy antiguo es la leche de higuera, ya sea de la hoja de una planta de higo o de las brevas de higo, la leche que despide se aplica en las verrugas. En muchos casos ha dado resultado. Un procedimiento quirúrgico es cauterizarlas, siendo realizado por algún dermatólogo o especialista en esa área.

Las verrugas son muy contagiosas

La persona con verrugas en las plantas de los pies debe usar algún tipo de chancletas para el baño o bien después del baño desinfectar la bañera con cloro. La persona con verrugas no debe usar toallas que los demás vayan a usar, lo recomendable es que tenga su toalla personal al igual que el calzado, las medias, etc. No comparta ropas ni ningún objeto que esté en contacto con las verrugas, pues puede llegar a pasárselo a otro miembro de la familia.

Recomendaciones valiosas

Hoy sabemos la importancia que tiene la alimentación. Antiguamente para calmar el llanto de un bebé se le mojaba el chupete en un pomo con azúcar y se le daba y desde luego el niño se calmaba con esta sencilla operación. En la medida que el niño iba creciendo e iban apareciendo sus dientecitos, se iban manifestando ya en edades tempranas las caries con pérdida de piezas ocasionada por el azúcar. Para evitar este daño a sus dientecitos, es muy importante la limpieza bucal, especialmente al irse a dormir.

Si usáramos el azúcar sin refinar o la melaza estaríamos haciendo algo bueno para nuestros niños, ya que esta última contiene sodio, potasio, calcio, manganeso, hierro, cobre, zinc, fósforo, azufre, vitaminas B_2, B_6 y niacina, ácido pantoténico, vitamina C. Aunque tiene bastantes calorías, pero tiene un poquito menos que el azúcar refinada. Mientras que el azúcar refinada nos da calorías vacías, la melaza en su valioso contenido nos da vitaminas y minerales, al igual que la miel. El azúcar es el ladrón del calcio. Hoy es sabido que hay una relación bastante grande entre el azúcar y las infecciones virales; el consumo de productos azucarados y harinas refinadas eleva rápidamente el nivel de azúcar en la sangre, y esto conlleva que el páncreas segregue insulina más de lo normal, y a este proceso le sigue el descenso de azúcar, ocasionando nuevos trastornos. Durante este proceso es cuando el sistema inmunológico está expuesto a las infecciones virales, en otras palabras en procesos infecciosos como catarros, bronquitis y asma. Cero azúcar y todo producto refinado que eleve el nivel de azúcar en la sangre.

Un estudio que se ha realizado en la Universidad de Londres, después de exhaustivas investigaciones se reconoció que el azúcar refinado como todos los productos refinados, como son las harinas, el café, el té, pasteles, caramelos, bebidas refrescantes, chocolates, confituras, helados y otros, eran responsables de la mayoría del infarto del miocardio, así como también se pudo demostrar que ejerce una influencia importantísima en el colesterol en la sangre, además de provocar diabetes. También hubo otro estudio en el que se comprobó que una dieta pobre en azúcar evitaba la arteriosclerosis, ya que el índice de colesterol era más bajo. Hay otro informe del Gobierno Federal de Alemania que dice que el azúcar en la alimentación de los habitantes de este país, al subir en un 13 por ciento, era peligroso en ese nivel, por lo cual se puede presentar cáncer tal como se estableció en pruebas con animales.

En el caso de los jóvenes con acné y dermatitis se pudo demostrar que la eliminación de los chocolates, bebidas gaseosas, dulces y helados contribuía a la mejoría de esa afección dermatóloga. En otro estudio también se advirtió de la posibilidad de enfermedades reumáticas que ocasionan trastornos gastrointestinales por la carencia de vitamina B_1 y se pudo analizar a personas con artritis que consumían un elevado índice de dulce en su dieta.

El azúcar puede venir disfrazada, en las bebidas gaseosas, en el yogurt de frutas, en los helados, en el chocolate, en las tartas e inclusive en las salsas para las pastas. Después de un estudio exhaustivo se ha podido demostrar que al azúcar le faltan vitaminas, minerales y oligoelementos, no así en la melaza o melado de caña que inclusive superan los valores de la miel. Por eso es tan recomendable LA MELAZA EN NIÑOS Y ADULTOS ANEMICOS. Además la melaza contribuye a evitar dermatitis, eccema, psoriasis, trastornos cardiovasculares, hipertensión, angina de pecho, artritis, ulceraciones inclusive la de carácter maligno, estados patológicos de las uñas, piel y cabello, neurastenia, neurosis, estreñimiento y colitis, trastornos de la vesícula como cálculos biliares. Es un preventivo de todas estas afecciones, así que debemos aconsejar a las personas conscientes que aprecian su salud el valor terapéutico y profiláctico de la melaza.

El condimento sal

Paracelso dijo: "Sólo una adecuada dosis, hace que una cosa no sea veneno." ¡Muy sabias palabras! El abuso de este condimento puede causar serios daños a la salud, y una buena medida es reemplazarla por sal integral o de mar. Aunque sus componentes son el sodio y el cloro, es necesaria para vivir. ¿Usted ha tratado de hacer una buena ensalada sin sal agregándole vinagre de manzana, limón y aceite, nada más? Pruebe y verá la diferencia, usted ahí podrá degustar los sabores riquísimos que tienen las verduras naturales sin ser alteradas por aditivos que pueden ser dañinos para la salud.

La sal también puede ser un gran remedio, en casos de deshidratación. En este caso va a haber una pérdida de sodio y cloro, la que puede ser reemplazada por la sal. En problemas infecciosos o virales que traen como consecuencia malestares tan desagradables como el vómito y la diarrea, hay productos que se venden en el mercado, que contienen las dosis equilibradas de cloro, sodio y azúcares. Sin embargo la sal no está recomendada en casos de diabetes, hipertensión, problemas renales o artríticos. En esta última dolencia el exceso de acidez provocada en la sangre, ocasiona mayores molestias.

Hay alimentos que para ser conservados, es necesario el exceso de sal, ya que esto contribuye a que no sean alte-

137

rados por bacterias, como en el caso de las aceitunas, los cebollines, las berenjenas, los alcauciles en conserva. Estas conservas suelen tener concentraciones altas de sal y para aquellas personas que no padecen de las enfermedades citadas anteriormente son un aliado de la salud cuando son consumidas ocasionalmente.

Prohibido fumar delante de los niños

Si usted es un adulto responsable y consciente del daño que le puede hacer a los que no fuman, especialmente a los niños, y evita por todos los medios hacerlo estando cerca de ellos, este consejo no es para usted. Sin embargo si usted es la mamá o el papá que, teniendo toda la casa cerrada, donde el aire que se respira está contaminado por las emanaciones del humo del cigarro, usted está actuando irresponsablemente y afectando la salud de los que le rodean y no fuman. Los niños pequeños son atacados seriamente por el humo del tabaco, debilitando su sistema inmunológico y creando condiciones catarrales y bronquitis, que se transformarán en asma crónico, además de los otros problemas que pueden derivarse como las anginas, con sus dolorosas consecuencias por falta de respiración, sin contar con la posibilidad del enfisema.

Usted estará atentando contra la salud de aquellos que dice amar. Si usted es un adulto que no se ama, ese debe ser su problema personal, pero no es justo que con esa actitud, afecte la salud de los que no tienen la debilidad por el cigarro. Hoy es sabido que no solamente ocasiona problemas a los bronquios y pulmones, sino que sus consecuencias van más allá como las del terrible cáncer.

Consumo de drogas

Hay muchos tipos de drogas y no siempre las prohibidas como marihuana, cocaína, heroína y las anfetaminas. Hay drogas recetadas que pueden estar al alcance de los niños y a éstas me refiero principalmente. Si usted toma pastillas para los nervios o para dormir, o padece de una seria enfermedad, mantenga alejado del alcance de los niños cualquier tipo de medicina de que el consumo elevado pudiera ocasionar graves e irreparables trastornos. Si usted es una persona responsable y cuidadosa nunca tendrá que lamentarlo, pero el menor descuido en el que deje al alcance de las manos de un niño por un minuto un pomo de estas drogas pudiera ser fatal. Si usted toma este tipo de medicinas recetadas no las tome delante del niño para que él no piense que él las pueda tomar también. Tengamos presente que la inocencia de los niños resulta riesgosa para su vida. Si a usted le gusta beber un whisky o un vaso de vino, antes de o durante las comidas, que su hijo vea un buen ejemplo de moderación. Hoy, el índice de alcoholismo es muy alto en los jóvenes, en el mundo entero. Recuerde algo muy importante: *Usted es el mejor ejemplo de su hijo y de lo que va a ser en el futuro.*

En el orden social de hoy, el consumo de estimulantes es bastante pronunciado, lamentablemente nos desenvolvemos en una sociedad en la que fumar, beber y con-

141

sumir drogas es estar en algo, o estar *in*. Los jóvenes caen presos de estas marañas cuando no tienen una buena base moral y espiritual. Si usted es un padre o una madre responsable, evite dar un mal ejemplo a sus hijos para no tener que lamentarlo, mostrando siempre una actitud firme de oposición.

$\mathcal{D}$olor de oído

Una de las más comunes afecciones en los niños es la otitis media, y esto es ocasionado porque las trompas de Eustaquio se angostan. Estas conectan la parte posterior de la nariz y garganta con el oído medio.

Si la trompa de Eustaquio está funcionando correctamente permite la entrada de aire al oído medio, manteniendo a las bacterias y desechos de la nariz y la boca afuera, al igual que cualquier líquido que se pudiera juntar.

En el caso de los bebés y los niños estas trompas son pequeñas y se inflaman fácilmente, y al quedar bloqueadas, se infectan. Si el niño se despierta llorando y con dolor de oído y fiebre, es muy posible que esté frente a un ataque bacterial que va a ser tratado con antibióticos prescrito por el médico. Es recomendable que las dosis que el médico pudiera darle aparenten ser más de las debidas, y al haberse ido el dolor los padres cometan el error de suspenderla, y esto puede causar otra infección.

Los antibióticos pueden aliviar en promedio entre 12 y 24 horas, mientras tanto puede tomar algún calmante para el dolor.

En ocasiones se puede tratar de forma natural calentando en una sartén 1 cucharada de aceite de oliva junto con 1 ajo machacado, retirar el ajo quedando el aceite bien limpio, sin restos de ajo, y poner en el oído afectado

2 o 3 góticas cuando el aceite ya esté a la temperatura de la antemano, dependiendo de la edad del niño. Si es un bebé, una gótica preferentemente tibia, taponarlo con un algodoncito por un rato y volcarlo del otro lado de la cara si es que esta afección ha afectado a ambos oídos. NO USE GOTAS SI EL OIDO ESTA DRENANDO ALGUN LIQUIDO. También se recomienda el calor, que puede ser el calorcito que da una secadora de pelo. Esto muchas veces es el resultado de acumulación de mocos que puede convertirse en afección crónica especialmente cuando hay una alergia a la leche. La leche suele dar mucha mucosidad. Si usted nota que su niño segrega una mucosidad verde oscura o verdecita a través de su nariz, el moco espeso amarillento verde puede ser la pauta que necesita el médico para determinar el tipo de infección y antibióticos que va a recomendar. No descuide en absoluto este problema, ya que pudiera ser muy serio en el futuro para la salud de su hijo.

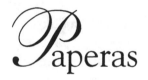aperas

Las paperas son muy desagradables pero no son tan serias si se tratan y se cuidan, pues pudiera haber complicaciones, como infección de la médula espinal y el cerebro, sordera o una inflamación dolorosa en los testículos en los adolescentes y en los varones adultos. La mejor manera de prevenirla es vacunándose, especialmente después de los 15 meses de edad. Cuando el dolor es persistente se le puede dar algún calmante. El diagnóstico lo tiene que dar el médico. Esta es una inflamación de las glándulas parótidas que están sobre la línea de la mandíbula, frente a los oídos.

También puede haber una inflamación de los nódulos linfáticos, que están bajo el mentón. Si su niño tiene fiebre, vómito, inflamación en los testículos y dolor abdominal debe recibir atención médica urgente. Estas glándulas parótidas producen saliva, pero cuando hay inflamación dejan de producirla haciendo que el alimento que esté comiendo no se envuelva con la saliva y esté muy seco. Es por eso por lo que durante este período de ataque de paperas los alimentos deben ser líquidos como helados, sopas, cremas, purés, evitando los jugos cítricos o alimentos ácidos por la simple razón que estos estimulan a estas glándulas a secretar saliva, y esto es muy molesto en el período de este tipo de infección.

Cuando haya atravesado este período crítico, aumente las dosis de vitaminas A y C. Puede suministrarle también productos naturales como el própolis y la echinácea.

$\mathcal{P}$iel irritada
por el pañal

Los pañales desechables permiten su intercambio continuo. Son los más prácticos y cómodos a su vez, pero también tienen una desventaja ya que al no notarse que están mojados, mantienen la humedad en contacto con la piel por más tiempo, muchas más veces de lo debido, ocasionando irritación a la delicada piel de un bebé. La acidez de la orina y de las heces fecales, hacen que atraviese la barrera de aceites protectores de la piel, apareciendo la común irritación. Cualquier pañal que use, ya sea desechable o no, ocasionará el mismo problema si se mantiene por largo tiempo mojado. Esta irritación, si no se trata adecuadamente, puede convertirse en un problema un poco más serio. Es importante en este caso mantener al bebé lo más limpio posible.

La única forma que tendrá su bebé de expresar su incomodidad será el llanto y el pataleo, que lo hará perder el sueño y hará de él un niño irritable y llorón. Este salpullido también puede ser producto de alergia a algún tipo de alimento. Si este salpullido se pone de un rojo intenso y se manifiesta en la ingle, es posible que tenga su niño una infección por levaduras, que es el resultado muchas veces colaterales de tomar antibióticos. Hay cremas que resuelven este problema, o alguna que el médico le recomiende. Si aparecieren en cambio ampollitas o granitos en la zona del pañal, pudiera ser ésta, una infección más seria y siendo necesaria una crema con antibióticos. En este caso es recomendable que visite a su médico.

Es importante la respiración de la piel a través de los pañales, y una alternativa es usar pañales de tela, que se lavarán después de ensuciarse, con la salvedad de lavarlos muy bien para que no se conviertan en un campo infeccioso. Muchas madres prefieren los calzones de goma o plástico para que no traspasen las mojadas del pañal. El resultado va a ser el mismo ya que al no permitir la respiración de la piel, van a ocasionar el terrible salpullido que hará sufrir considerablemente al bebé.

Aún hoy se sigue utilizando la fécula de maíz y es recomendable más que el talco. La simple razón es que los talcos están preparados con aditivos perfumados para hacerlos más agradables y a veces esto puede ocasionar una erupción.

Otra de las técnicas muy modernas es el uso de toallas húmedas perfumadas, y debemos recordar a los padres que éstas tienen un ligero contenido de alcohol, perfume y jabón que va a permanecer sobre la piel. Lo más recomendable y saludable para el niño, es lavarlo con agua natural y simplemente jabón, secándolo con una toalla apropiada.

El uso de la leche de magnesia aplicada sobre la piel irritada da muy buen resultado también, y un recurso sencillo y económico es la vaselina (Vaseline®) sólida, aplicada después del baño del bebé.

Materia pegada a la piel

Esto es bastante frecuente, si el bebé evacua su intestino por la noche. Para remover esta materia lo ideal es sentarlo en una pequeña tina con agua tibia y jabón y después de secarlo bien aplicarle algún aceite apropiado para su piel. Deje que la piel del bebé respire, y si tiene salpullido, recuéstelo sobre un lugar seguro, donde no se pueda caer, sobre una manta y permita dejarlo sin pañales de unos 10 a 15 minutos para que el aire natural seque su pielcita.

Baño de asiento

El baño de asiento es un remedio inmejorable en caso de salpullido, si a éste le agregamos unas cucharadas de avena molida. Dejar al bebé por unos cuantos minutos en la tina con agua tibia y avena; esto le ayudará al proceso de desinflamar el área afectada. No lo enjuague, séquelo simplemente después de este baño y aplíquele una crema especial para estos casos. Hay ungüentos o cremas a base de las vitaminas A y D. Estas formarán una barreras entre la piel y las mojadas.

¿Usa pañales desechables?

El uso de pañales desechables, si bien es una comodidad para los padres, no siempre es lo mejor para los niños. El pañal puede ajustarse a la cintura, sin embargo, debe estar holgado en las piernitas para que pueda pasar el aire. Asegúrese de este detalle cuando vaya a elegir pañales desechables.

Vacunas

Es responsabilidad básica de los padres la vacunación de sus hijos bajo la supervisión de su médico pediatra. Hay vacunas que no son las sistemáticas, y esto depende de los viajes a zonas determinadas, donde pueden contraerse enfermedades epidémicas o endémicas como son: la fiebre amarilla, el cólera o la fiebre tifoidea, especialmente en niños que pueden ser susceptibles de contraer estas terribles enfermedades; igualmente sucede con las vacunas antigripales, antirrábicas o antimeningocócicas.

El tipo de vacunas que deberá consultar con su especialista, es aquel indicado para prevenir la hepatitis A o B, la fiebre tifoidea, la malaria o la varicela zoster.

No deje nunca de tener en cuenta el calendario de vacunación sistemática, ya que sus dosis son con intervalos indicados. Eso no significa que un retraso de días pueda provocar una enfermedad en sus hijos, pero sí hay que evitar pasarse del tiempo prudencial.

Cuando su niño esté ante un ataque viral o de alguna infección de cualquier índole, consulte a su médico, cuál es la contraindicación. Generalmente las vacunas tienen un efecto secundario o molestias, como son: síntomas de ligeras fiebres y decaimiento, que suelen ser pasajeros. Si duran más de 24 horas, consulte con el médico.

Cuando se trate de las niñas, éstas deberán vacunarse contra la rubéola al inicio de la pubertad, aunque hayan recibido la triple vírica. Esta ofrece una inmunidad muy elevada y permanente; en cambio otras requieren dosis separadas por cortos intervalos de tiempo, como por ejemplo la vacuna antitetánica que se deberá continuar aplicando cada 10 años.

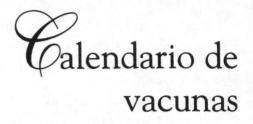

Calendario de vacunas

Hasta 1 mes	BCG
2 meses	DPT y Sabin
4 meses	DPT y Sabin
6 meses	DPT y Sabin
12 meses	Antisarampión
18 meses	Refuerzo DPT y Sabin
4 a 6 años	DPT y Sabin (si hay epidemias)
11 años	Rubéola (niñas)
14 años	BCG y si fueron vacunados de recién nacidos, se aconseja antitétano como refuerzo

Consultar con su pediatra, si fueran a salir de viaje, especialmente a países latinos o asiáticos, para prevenir enfermedades como cólera, parásitos, etc.

$\mathcal{S}$alud dental

La salud de un niño depende de muchos factores, y uno de ellos es una buena alimentación. Cuando hablamos de una buena alimentación, consideramos que ésta debe ser balanceada y variada. Esto requiere de una buena salud dental, y es importantísimo tener en cuenta que esa salud dental depende igualmente del cuidado que le demos a la primera dentición.

Si nosotros queremos niños con una bonita sonrisa y sus dientes blanquitos, debemos enseñarles desde muy pequeños la función que desempeña un dentista y el cepillado cotidiano de los dientes.

Los primeros dientes, llamados de leche, aunque su función sea temporaria, no significa restarles valor y cuidado, ya que uno de los problemas más serios que confrontan los niños es la carie dental, especialmente la que aparece en la primera infancia. Ella puede traer complicaciones diversas, y la peor de todas es la pérdida prematura de la pieza dental.

La limpieza es básica para evitar las caries, y en esto es responsabilidad de los padres enseñarles desde temprana edad el correcto cepillado de los dientes, utilizando cepillitos especiales para niños, que ellos tomarán como parte de su rutina habitual, enseñándoles y mostrándoles lo agradable que resulta el entretenimiento de la limpieza de los dientes. Esta debe incluir, como mínimo, un cepillado antes de irse a dormir, aunque lo ideal sería hacerlo después de cada comida.

Una mala posición de los dientes puede estar causada por la forma anatómica del chupete, que en muchas oportunidades ocasiona la malformación del paladar, debido a su forma redonda.

Si usted cree que es conveniente darle chupete a su bebé para calmarlo, busque uno que tenga una forma anatómica que no deforme el paladar, creando así el llamado paladar ojival. Esta mala formación del paladar traerá como consecuencia otras deformidades o mala posición de los dientes, obligando luego a usar aparatos de ortodoncia para corregirlos.

Mal aliento

Este es un problema que afecta por igual a los niños. Puede deberse no sólo a infecciones sino también a la falta del cepillado de los dientes, aunque el mal aliento matutino es bastante común. Sin embargo, si esto permanece durante el día, puede ser ocasionado por desechos pegados en la boca, en los dientes o en la lengua.

Muchos padres ignoran que además del cepillado de los dientes, es necesario cepillar la lengua, ya que en las papilas se adhieren parte de los alimentos ingeridos, especialmente la leche. Esta y las placas bacterianas son causas determinantes del mal aliento.

Inculcar el buen hábito de cepillarse los dientes, después de comer, es muy importante. Así mismo hay que tener en cuenta el cepillo adecuado para la edad del niño. Si es un bebé, deberá hacerlo usted con una gasita húmeda para quitarle los residuos de alimento. En cambio, cuando el niño tiene 2 años aproximadamente, o antes, se le deben enseñar las técnicas del limpiado de los dientes.

Es recomendado evitar dulces, chocolates, caramelos, galletitas, etc., que producen placa bacteriana y como resultado el mal aliento.

Si el niño ya es más grande —después de los 5 años— además de la técnica del cepillado de los dientes, se le puede instruir en la práctica del enjuague bucal, con algún producto para ese uso, pero que esté rebajado con agua en un 50 por ciento, tomando siempre la precaución de que no lo trague.

Siguiendo con el tema del cuidado de la boca, es bueno saber que los labios pueden resecarse y consecuentemente irritarse. Hay que humedecerlos con agua fresca y protegerlos con vaselina (Vaseline®) o manteca de cacao. Los lápices labiales para ese fin son portables y pequeños; se pueden llevar perfectamente en el bolsillo, teniéndolos a la mano cada vez que los labios se resequen.

$\mathscr{B}$otiquín para primeros auxilios

Es bueno tener un botiquín a mano, que esté listo para pequeños accidentes, y a su vez en un lugar accesible. Lo mínimo que tendrá un botiquín, debe ser:

- Vendas de distinto tamaño
- Cinta adhesiva
- Apósitos o gasas estériles
- Loción antihistamínica
- Loción bactericida
- Un par de guantes de goma
- Un colirio para los ojos
- Un par de ganchos
- Una tijera
- Una pinza
- Isopos
- Un pequeño frasco de alcohol
- Un frasco de agua oxigenada

Recomendaciones básicas para evitar accidentes

Juegos en el parque: Si el parque no está cercado, usted debe estar atento para que el niño no salga del área de juegos y pueda cruzar una calle. Si juegan sólo en el césped, es seguro, que las caídas no le van a afectar, pero si cae sobre baldosas, es muy posible que se lastime o se raspe las rodillas o brazos. Verifique si hay arena o aserrín, para amortiguar las caídas. Si su niño es pequeño y está jugando con un niño mucho mayor, cuide que no lo atropelle y no lo golpee. Si va a montar en una hamaca asegúrese de amarrarlo bien de sus bracitos y hamáqueelo usted. Los cochecitos transportables de bebés deben estar asegurados con un arnés y las rueditas deben tener un freno para que no salga disparado. Enseñe a su niño a asegurarse con el cinturón de seguridad. Nunca deje solo a un bebé en su carrito.

En la calle: Si su niño va a andar en bicicleta, es importante que sepa los peligros básicos, como significa cruzar una calle o ir a una velocidad inadecuada, porque puede lastimarse o lastimar a otros. También debe llevar un casco de seguridad y preferentemente andar con pantalones largos para evitar lastimaduras en las piernas, si se cae.

Si su niño tiene más de 5 años, enséñele a cruzar las calles, explicándole que cuando la luz está en rojo significa peligro. Enseñe a su hijo a apretar el botón que pondrá el semáforo en rojo para que pueda cruzar. Esto puede ser a partir de los 11 años en adelante. Los niños de 3 años, saben que las veredas son seguras. Después de esa edad, pueden hasta aprender a cruzar una calle.

Los niños de 10 años conocen los peligros, pero no tienen capacidad de valorar la distancia del carro que se acerca y juzgar la velocidad. Pasada esa edad, pueden entender y apreciar la velocidad de un automóvil que se aproxima, pero muchas veces se distraen con sus amigos, si están acompañados.

Hay cinturones de seguridad que se aplican a los niños en la muñeca. Esto es muy aconsejable, ya que esto permite tener a los niños bajo control, especialmente al cruzar una calle o estar en un lugar muy concurrido. Si usted va a salir con sus niños a un parque o a un centro comercial y son mayores de 2 años, el consejo más sabio que se le puede dar, es usar este tipo de correas. Si usted va a esos lugares, enséñele a su hijo los peligros a los que se expone al hablar con personas desconocidas.

Enséñele que no se puede apartar de usted o de la persona que está a cargo de él. Si usted maneja su propio automóvil, nunca deje al niño solo y tampoco permita que juegue con las llaves o con la ventanilla, ya que pudiera quedar atrapado o lastimarse una manito con ella.

Use los cinturones de seguridad. Si su niño es pequeño, debe usar el asiento adecuado para niños de acuerdo a su edad. Enseñe a su hijo a bajarse del lado de la acera. Si su auto tiene encendedor, quítelo para que él no lo vaya a usar, y asegúrese de guardar usted las llaves del auto.

$\mathcal{M}$edidas a tomar en casos de accidentes

Los accidentes son frecuentes entre los niños, y esta guía puede contribuir a una ayuda rápida y sencilla. Heridas, quemaduras, golpes, ahogamiento, son bastante comunes entre niños que ya caminan y se desenvuelven por sí mismos. Es por eso por lo que es tan importante tener algunas leves ideas de cómo socorrer a un niño que está pasando por un problema.

162

$\mathscr{E}$stado de inconsciencia

Pueden ser muchos los factores que puedan provocar un estado de inconsciencia. El primer paso es llamar a la ambulancia, mientras tanto sacudir al bebé con suavidad, pellizcar su piel para ver si reacciona, repetir su nombre, revisar su boca para ver si tiene algo atragantado, elevando la barbilla con su dedo e inclinando la cabeza hacia atrás. Observe si el pecho se mueve, busque el pulso en la cara interna del brazo. La respiración boca a boca puede dar muy buen resultado. Abra la boca del bebé o del niño manteniendo el mentón elevado, con su boca abierta apoye sobre la del bebé y exhale esperando que él inhale, continúe la respiración o ventilación boca y nariz. Después de respirar unas 20 veces abarcando la boca y la nariz, revisar el pulso, y si éste es muy lento continúe con el proceso de reanimación cardiopulmonar, aplicando presiones torácicas 5 veces sobre el pecho. Quitar la presión contando 5 y aplicar la presión, repetir hasta ver que reacciona.

Muy importante es elevar el mentón para abrir la respiración. Practique con su niño cuando esté bien, ya que prevenir es mejor que curar. Esta práctica respiratoria puede ser útil también en caso de un adulto que pueda atravesar este tipo de problemas. Enseñanza en la respiración o reanimación cardiopulmonar puede recibirla también usted en lugares como los hospitales que dan cursos gratis.

Accidente ocular

Es bastante frecuente que en el ojo se aloje algún cuerpo extraño. Si trató de lavarle el ojo pero la molestia persiste, cubra el ojo lesionado con una gasa, véndelo y lleve a su hijo al hospital más cercano.

Hemorragias

Hemorragias nasales: Estas son unas de las más comunes y pueden ser el resultado de un catarro, de un golpe o de otros trastornos. Habíamos hablado anteriormente acerca de cuál es el camino correcto, pero aquí vamos a volver a hacer hincapié en esto, ya que una gran mayoría de niños pueden padecer este trastorno una o varias veces en su pequeña vida. Mantenga baja la cabeza del niño haciendo presión fuerte durante 10 o 15 minutos sobre la nariz. Si el niño siente un goteo por la garganta, es muy posible que la hemorragia no cedió y ésta aún persiste, y se está tragando esa sangre. Si esto continúa por más de 30 minutos, lleve a su niño al hospital más cercano. Dígale que no se suene la nariz, que se tranquilice y respire con suavidad.

Hemorragias del oído: Coloque al niño en posición semivertical e inclínelo sobre el área afectada para que pueda drenar la sangre. Cubra la oreja con una gasa estéril, véndela con un vendaje flojo y lleve al niño al hospital.

Caída del diente

Si la pérdida de un diente es debido a un golpe y éste es un diente definitivo, no lo limpie; póngalo en un recipiente con leche y llévelo inmediatamente al dentista más cercano. Mientras tanto, sobre la herida coloque una gasa fuerte, que la muerda hasta llegar al dentista. Si éste fuera un diente temporario o de leche, éstos no se reimplantan ya que de todos modos lo va a perder, pero los dientes definitivos, hay mucha posibilidad de salvarlos, si se trata a tiempo.

$\mathcal{H}$eridas

Estas pueden ser variadas, al igual que la naturaleza de ellas. Si la herida es superficial, usted puede tratarla, lavando con agua y jabón, aplicando luego algún desinfectante y una gasa estéril fijada con cinta adhesiva. Si la herida es muy profunda y más seria, se pueden aplicar las mismas medidas, pero llevándolo inmediatamente al hospital más cercano de su área, ya que en estos casos pueden requerirse suturas u otras medidas que el médico evaluará.

$\mathcal{Q}$uemaduras

Hay muchos tipos de quemaduras, siendo las de sol las más comunes. Exponer a un niño a los rayos ultravioletas e infrarrojos entre nueve de la mañana y cuatro de la tarde, es un verdadero riesgo para su vida y su salud. Aún estando bajo una sombrilla estos rayos la atraviesan y queman con bastante intensidad. Además de usar un buen protector solar, un padre debe estar consciente de que a un niño no se le debe permitir más de 1 hora bajo los intensos rayos del sol. Si no dispone usted de productos para las quemaduras del sol, utilice hielo o agua bien fría en compresas o sumergiéndolo en una vasija con agua. También se le puede aplicar la sábila o el áloe vera. Otro recurso muy recomendable es la leche de magnesia. Si en cambio la quemadura fuera causada por un accidente causado por agua caliente o algún producto inflamable, no quitar inmediatamente la ropa, enfriar el área con agua bien fría, aplicar hielo y luego quitar la ropa y limpiar cualquier material que haya quedado en la piel. Si la quemadura es grande no pierda tiempo y llévelo al hospital más cercano. Si las quemaduras fueron provocadas por alguna sustancia química averigüe cuál fue el producto que el niño tocó o bebió. Límpielo de cualquier sustancia con agua fría. Ayúdelo a beber abundante agua o leche y llévelo al hospital más cercano. En caso de pequeñas quemaduras, da buen resultado aplicar inmediatamente frío, agua helada o hielo.

Intoxicación
alcohólica

Si usted nota que su niño tambalea, que se le traba la lengua al hablar, que tiene la cara roja, que huele a alcohol, pregúntele qué fue lo que bebió. Lo más probable es que vomite. Si se duerme, obsérvelo, recordando abrir las vías respiratorias, levantándole el mentón. Acérquese para ver si su respiración es normal y tome el pulso.

Fracturas de huesos

Lo más importante ante la presencia de una fractura es no mover al paciente manteniéndolo acostado y quieto, llamar inmediatamente a la ambulancia. Aplique mientras tanto una bolsa de hielo en el área lesionada y fíjela con un vendaje para aliviar el dolor.

Torceduras del tobillo

Aplique una compresa fría sobre el tobillo, para reducir la inflamación. Mantenga fría esa área aproximadamente por una hora, envuelva el tobillo con una capa gruesa de algodón, y refuércelo con una venda elástica, manteniendo el pie en alto. Si sospecha que hay fractura y el niño se queja mucho, llévelo al médico.

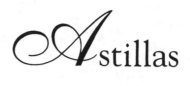

Astillas

Es recomendable siempre lavar el área afectada con agua y jabón. Esterilice una pinza con fuego, agarre la astilla y tírela en forma recta. Exprima el área hasta que haya un pequeño sangramiento, para conseguir de esa manera que no quede ningún residuo que pudiera tener la astilla.

Ingestión

Los niños pequeños suelen llevarse objetos a la boca, como bolitas, monedas. Aunque existe poco riesgo, es importante saber qué fue lo que tragó, pero si el objeto es afilado o punzante, lleve al niño al hospital.

Ingestión de medicinas

No deje nada al alcance de un niño, que pueda llevárselo a la boca y tragárselo. A todos los niños les gusta investigar, pero si esto ocurriera, dele leche y llévelo al hospital. Muchas veces si se lleva a tiempo, un lavado del estómago y del intestino es la mejor medida.

$\mathcal{M}$ordedura
de animales

Cuando son perritos caseros que están vacunados, no se alarme, pero si fuera otro animal desconocido, lave primeramente bien la herida con agua y jabón y llévelo inmediatamente al médico.

Picaduras de insectos

Lo más molesto pudiera ser el resultado de una alergia a esos insectos y lo más grave sería que el niño quedara inconsciente. Si esto sucede, colóquelo en una postura que favorezca su respiración, en posición semihorizontal. Aflójele toda la ropa y observe si no hay problemas respiratorios o edema en la cara o el cuello, pues esto pudiera provocar el ahogo. Hay fármacos especiales para estos casos que se los recomendará el médico. Pero si tiene a mano *Caladryl*, aplíqueselo en el área afectada.

Temperaturas muy bajas

Muchas veces pueden ser peligrosas, si se descuidan. Estas pueden ser ocasionadas por esfuerzos intensos en condiciones climáticas muy frías. El característico temblor, piel pálida y fría, respiración lenta y pulso débil, muestran los síntomas del descenso de la temperatura del cuerpo. En estos casos dele un baño tibio, manteniéndolo en pie. Si el niño no quiere meterse en la tina parado, envuélvalo en una manta abrigada y aplique en sus pies un termo caliente hasta que éstos se vean bien rosados. Ofrézcale bebidas calienticas, para que las tome a sorbos, especialmente el chocolate que es un alimento bien energético. Cúbrale la cabeza y las manos y siga manteniendo la temperatura tibia en el ambiente. De vez en cuando friccione su cuerpo para activar la circulación y vuelva a abrigarlo. Si tuviera una manta eléctrica a mano, sería lo más recomendado.

Deshidratación por calor

Los síntomas pueden ser bastante molestos, como dolor de cabeza, sudoración, piel pálida, calambres, irritamiento, náuseas y mareo. Pero si esto está acompañado de diarrea y vómito, lleve al niño a un lugar fresco, manténgalo ligero de ropa, eleve sus piernas, dele agua fría con un poquito de sal y azúcar para beber a sorbos pequeños, ayudándolo a sentarse en el momento en el que esté bebiendo. Luego comience a darle jugos de frutas naturales. Si no logra con esto reanimarlo en la primer hora vea a su médico o llévelo al hospital.

El lenguaje

No hay nada que emocione más a los padres, que el balbuceo de un bebé diciendo "mamá" o "papá". El desarrollo verbal comienza con las primeras palabras, y es bastante complejo el proceso de comunicación, que comienza cuando el niño nace. Esta interrelación entre padres y bebé crea una serie de sentimientos tan variados, que cuando los padres hablan bastante a los niños, ellos pueden llegar a balbucear algunas palabras en edades tempranas, especialmente cuando el niño es mimado, querido y bien cuidado. Su único vocabulario antes de hablar, es el llanto o sonidos que desarrollan cuando nacen y se llaman gorjeos. Después del cuarto o quinto mes, esta situación cambia y pueden emitir sonidos, vocales y consonantes, tanto para ellos mismos escucharse o para llamar la atención. La práctica de la inflexión normalmente es a partir de los 5 meses, y ya, al año, la mayoría de ellos pueden comunicar algunos de sus pensamientos, aunque sea en su corto lenguaje, como "mamá", "papá" o "dada". En la medida que adquieren madurez y preparación intelectual, van enriqueciendo su vocabulario, y ya, entre la edad de 2 y 3 años, manejan frases simples, surtidas con vocablos más amplios, creando así un desarrollo verbal mucho más organizado.

En la mayoría de los casos, entienden un idioma, mucho más que poder hablarlo. En otras oportunidades, les cuesta mucho más tiempo comunicar sus pensamientos, y hay niños que aprenden a hablar a un paso más lento que otros, lo que no significa que son menos inteligentes. Puede ser por su personalidad o por el orden de su nacimiento en la familia o el ambiente que lo rodea. Los hijos únicos tienden a hablar antes y si estos niños asisten a guarderías, con frecuencia aprenden a hablar y a entender mucho más. Un detalle en el cual no debemos incurrir es en el de forzar a un niño a hablar o a decir lo que no puede, antes de que adquiera la madurez necesaria.

No castigue nunca a su niño por una mala pronunciación o porque no puede expresar bien una palabra, tampoco se burle o critique. Recuerde que éste es el precio del aprendizaje y que él está haciendo un gran esfuerzo por sobresalir y hacer bien las cosas. No hay dos niños iguales y no porque uno sea rápido, el otro también tenga que serlo. Estas diferencias que a veces existen en niños de la misma edad, luego se van equilibrando, en la medida de su desarrollo. Lo importante es no acomplejarlo, si otro niño habla mejor o se expresa mejor.

Uno de los problemas más graves que confrontan los niños es estar en un país en el que se hablan dos idiomas, o con padres que hablan diferentes lenguas. Es el caso en el que uno de los padres habla el español y el otro el inglés, esto creará una gran confusión en el niño. El puede llegar a entender ambos idiomas, pero es muy probable que pueda expresarse solamente en uno de ellos. Ante esta situación, no se angustie pensando que su niño no es normal o es menos inteligente. Este es el proceso natural del desarrollo, donde el tiempo irá subsanando esas diferencias. Ayude a su hijo, si él se siente muy confuso. Supongamos también que en su hogar sea más frecuente el idioma español y es el único que él sabe y está confundido, no lo fuerce para que hable inglés. Ya tendrá oportunidad de hacerlo cuando vaya a la escuela, si es que está en un país donde predomina esa lengua. Comparta la experiencia de los dos idiomas con su hijo como algo positivo, como algo constructivo y nunca negativo. Explíquele que es bueno que aprenda los dos idiomas, pero que no se desespere si no logra comunicarse como él quiere.

$\mathcal{C}$uidado con los antibióticos

Hace apenas una década atrás, se creía que los nuevos y poderosos antibióticos habían acabado con serias enfermedades definitivamente, tales como la tuberculosis, las infecciones del oído, la neumonía, la meningitis y otras, que antes podían ser perfectamente eliminadas con la penicilina. A pesar de esto, una amplia variedad de estafilococos causantes de infecciones, hoy son resistentes a la penicilina y se han incrementado en forma mucho más virulenta, o ya los antibióticos no resultan suficientes, y se estima que dentro de unos 15 años más, estos mismos medicamentos van a ser inefectivos.

Muchas veces se toman antibióticos y lo que el paciente tiene es un virus, siendo que éstos son inmunes a los antibióticos. Las bacterias oponen resistencia y pueden transmitirse a otra. Cuando no hay infección bacterial que combatir o cuando se suspenden los antibióticos antes del tiempo indicado, el paciente puede estar expuesto a una recurrencia mucho más fuerte, más desarrollada, y esto va a crear una resistencia también al antibiótico y algo peor aún, que al multiplicarse estas bacterias pasarán a las otras estos rasgos que condicionan su resistencia al antibiótico. Hoy existen super bacterias capaces de provocar infecciones, que son imposibles de ser curadas, y precisamente es ahí donde nace el peligro que una persona pueda contraerlas, si desde edad temprana se le invade con antibióticos.

Además de infecciones como la tuberculosis, hay otras que resisten a los antibióticos, aunque no es frecuente ese tipo de variedad de infecciones, pero alguna de ellas sí, como la gonorrea, la disentería bacteriana, la fiebre tifoidea y las urinarias. Se ha demostrado que personas con estas últimas están siendo tratadas con *Bactrim*, lo que antiguamente se combatía muy sencillamente con *Amoxicilil*. ¿Por qué ha sucedido esto? Porque este tipo de infección se ha vuelto resistente al primer medicamento. Cuando esto sucede un médico consciente recomienda que se haga un análisis de orina, para ver a qué antibiótico responde el organismo que está causando la infección. Otras bacterias han sufrido mutaciones que han dejado indefenso al organismo contra ellas, como son los enterococos, al igual que los estreptococos encapsulados en el intestino y en otros órganos, que causan infecciones en el torrente sanguíneo y en la válvula cardíaca. Un antibiótico muy potente, llamado *Vamcomicina*, es obtenido de la cepa de los estreptomisis orientales, siendo éste en caso de urgencia. Sin embargo ya están mostrando signos de resistencia contra este potente antibiótico, y muchos hospitales se han visto obligados a cerrar sus unidades por la seria infección que éstos han provocado y porque no tienen antibiótico para tratarlo.

Lo recomendable es que los padres inculquen en edades tempranas de sus niños, una higiene personal como el lavado de las manos, evitando todo contacto con agentes infecciosos. ¿Como podemos protegernos? Levantando nuestro sistema inmunológico, y la manera de hacerlo es con una dieta saludable y con altas dosis de vitaminas. Hay productos naturales en el mercado, como el *Super B.B.* Esta es una formula líquida que se vende en los Estados Unidos, en algunas tiendas de productos naturales, muy bien formulados por su alta potencia en nutrientes, que defienden al organismo de ataques virales y bacteriales; además de tener las vitaminas A, C y D, contiene antibióticos naturales como el própolis y la echinácea que no tienen efectos secundarios y que ayudan a combatir cualquier virus que se infiltre a través de los medios normales.

Otro de los antibióticos al que podemos recurrir es el ajo y la cebolla, que son dos antibióticos naturales que podemos incluir en los alimentos diarios de los niños. Si usted tiene bebés de 3 meses en adelante, puede hacer un cocimiento de un diente de ajo con una lajita de cebolla, que lo puede endulzar con miel y dárselo a beber a diario; esto ayudará a combatir o a prevenir infecciones que a la postre le causarán muchos trastornos. Los alimentos que debe comer un niño deben estar frescos, porque son los que contienen su valor nutricional más puro y más vivo, especialmente los jugos, las frutas, las verduras, manteniendo fresco y al día estos alimentos. El ejercicio, el aire puro y el sol ayudan también al buen desarrollo de un niño.

$\mathscr{E}$strabismo

¿Qué es el estrabismo? Es una patología que afecta al ojo y es notable en la infancia. Esta desviación del ojo respecto del otro, hace que luzca un ojo fijo, mientras que el otro apunta hacia un costado. Puede ser convergente, cuando el ojo mira hacia la nariz, o divergente, cuando mira hacia el exterior. También puede existir estrabismo manifiesto vertical, en el que el ojo se desvía hacia arriba. Si bien podemos ver fácilmente el estrabismo, su diagnóstico se realiza bajo una relación paralela o no de los ojos, pero sin realizar esfuerzo. El especialista determinará el ángulo de desviación del ojo afectado. Esto se hace con aparatos especiales, pudiéndose detectar también a través de una prueba del tapado de un ojo.

¿Cómo se trata este problema? Es bastante común en los recién nacidos y hasta se considera casi normal, porque sus ojos, al igual que sus músculos, no están perfectamente coordinados, y hay momentos en los que el bebé puede lucir bizco. Esto puede traer una dificultad en las imágenes que se forman en la retina, y hay que actuar de inmediato para no correr el riesgo de perder su función. Por eso es importante tratar precozmente el estrabismo. Mientras más rápido se trate, será mejor el chance de corregirlo.

El parche que se utiliza para forzar el ojo desviado a trabajar es uno de los recursos que el médico puede prescribir. También existen lentes correctores. Si esto no da resultado, se debe recurrir a la práctica quirúrgica.

Puede haber también un tipo de estrabismo aparente que puede ser debido a la forma de los párpados, y esto es causado por la falta de alineamiento de los ejes ópticos; en este caso, sólo existirá la corrección estética.

Hipermetropía

Este es un defecto de refracción en el ojo donde las imágenes cercanas se ven mal porque el ojo es más corto que lo habitual. Sin embargo, la visión a la distancia es normal. Los niños que sufren esta alteración visual necesitan de los anteojos permanentemente, porque a diario enfocan objetos mucho más cercanos que lejanos y no pueden estar cambiando con frecuencia los anteojos. Este problema visual puede estar asociado a algo de estrabismo, y puede corregirse con los anteojos. En caso contrario, si no se logra, se trata con parches y ejercicios de movimientos rotativos hacia la izquierda, hacia la derecha, hacia arriba y hacia abajo.

A partir de los 10 años el médico puede recomendar lentes de contacto, controlando estrechamente a estos pequeños pacientes y observando periódicamente si con los años esta dificultad se mantuvo o se acrecentó.

Guía dietética para niños de 2 a 4 años

Desayuno

Un plato de cereal, jugo de fruta, yogurt, pan integral, mantequilla, mermelada, una fruta.

Almuerzo

Carne, puede ser: pescado, pollo o res. Verduras cocidas o ensaladas, arroz, pasta, batatas, zanahorias, calabazas y fruta cruda.

Merienda

Leche de vaca, pan integral o galletas integrales, lascas de queso o de jamón y frutas variadas.

Cena

Sopa o verduras hervidas o pescado o huevo, frutas cocidas o crudas.

Las cantidades van a ser variadas dependiendo del apetito del niño. Si es un niño que va a perder peso o necesita perder peso, no se deben de extralimitar las calorías de manera que, por ejemplo, las proteínas se deben consumir, cuando es pescado, carne o pollo, no más de 50 gramos cada vez. Los zumos de frutas pueden tomar unos 100 mililitros hasta 4 veces al día. La leche hasta 1/4 de litro al día, o sea 250 mililitros.

De las frutas pueden consumir en cada una de las comidas un promedio de 100 gramos. El pan debe ser preferentemente integral al igual que el arroz y lo recomendado como máximo son 50 gramos.

Niños de 4 a 8 años

El valor calórico va a ser mayor y posiblemente el alimento mucho más variado.

Desayuno

Un desayuno típico como zumos de fruta o jugos de fruta, leche de vaca entera con dos cucharadas de chocolate, cereal integral, potecito de yogurt, una banana, una lasca de pan con miel o mermelada y hasta el suplemento de una vitamina, es muy recomendable con el desayuno.

Comida

Siempre se debe incluir alguna carne, pescado, pollo o huevo, verduras cocidas o ensaladas, alguna pasta, que puede ser con salsa o simplemente con mantequilla y queso, un trozo de queso, una fruta cruda.

Merienda

Un bocadito de cereal integral, una lasca de queso y pan con mantequilla.

Cena

Una sopa de verduras, una carne o pescado o pollo o huevo, un vegetal fresco, un vegetal que puede ser horneado o crudo. Para esta edad un niño puede consumir hasta un promedio de 100 gramos diarios de proteínas, unos 300 mililitros de leche y unos 150 gramos de pastas o vegetales cocidos o ensaladas crudas.

Niños de 10 a 12 años

Aunque muchos especialistas no están muy de acuerdo, hay veces que la monotonía alimenticia es cansona. Si un niño le pide de vez en cuando una hamburguesa que quiere disfrutar en uno de esos lugares especiales que las hacen, complázcalo. Lo ideal sería que usted comprara una carne de buena calidad y usted se la prepare en la casa. Pero de vez en cuando dele el gusto además del pollo frito y las pizzas. Son alimentos que permiten una variedad y no son tan dañinos como a veces se piensa. Lo que realmente tenemos que tener en cuenta, es que estos niños van a comer suficientes frutas frescas y vegetales frescos crudos como son las ensaladas, el pepino, la lechuga, el tomate, la cebolla, la zanahoria, etc.

Cuando estamos hablando de suplementos extra sabemos que es beneficioso ya que en la mayoría de los casos los niños no consumen suficientes elementos balanceados, y ésa es la razón por la cual tendremos luego futuros adultos con problemas estructurales. La leche como el queso en su gran variedad permite obtener el calcio necesario para una buena formación estructural ósea desde los dientes hasta cada uno de los huesos en tu formación y es vital para que este niño crezca saludable y se desarrolle adecuadamente, al igual que las proteínas. Como ya lo he explicado anteriormente, son muy necesarias para una buena salud.

Recuerde la parte más fundamental que es el exceso de grasa de la cual están provistas la mayoría de las comidas rápidas ocasionando un elevado índice de colesterol en la sangre. Hay estudios que nos demuestran que niños en muy temprana edad pueden tener el colesterol alto. Si bien esto es necesario para la formación de las hormonas, el exceso es dañino, y ésa es la razón primordial por la cual debemos ser cautelosos con todos los alimentos rápidos no hechos en la casa: la mayoría de ellos tienen un elevado índice de grasas que va a afectar en el futuro a ese niño cuando ya sea un adulto. La cautela es amiga de la salud. No exceda la grasa en la alimentación, evitando aquellas grasas especialmente saturadas. Utilice aceites ligeros como el de maní, aceite de oliva y aceites vegetales para uso diario. Evite las margarinas y la mantequilla en grandes dosis al igual que quite la piel al pollo, a la carne de res la grasa, y consuma más pescado, es mucho más recomendable y también más saludable.

Índice

9 780684 854656